老年高血压患者
自我管理科普手册

彭 艳 鄢光宇 著

袁 洪 审阅

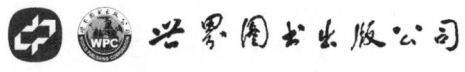

世界图书出版公司

上海·西安·北京·广州

图书在版编目(CIP)数据

老年高血压患者自我管理科普手册/彭艳,鄢光宇著.—上海:上海世界图书出版公司,2020.1
ISBN 978 - 7 - 5192 - 7011 - 7

Ⅰ.①老… Ⅱ.①彭… ②鄢… Ⅲ.①老年病-高血压-防治-手册 Ⅳ.①R544.1 - 62

中国版本图书馆 CIP 数据核字(2019)第 263747 号

书　　名　**老年高血压患者自我管理科普手册**
　　　　　Laonian Gaoxueya Huanzhe Ziwo Guanli Kepu Shouce
著　　者　彭　艳　鄢光宇
审　　阅　袁　洪
责任编辑　李　晶
出版发行　上海世界图书出版公司
地　　址　上海市广中路 88 号 9 - 10 楼
邮　　编　200083
网　　址　http://www.wpcsh.com
经　　销　新华书店
印　　刷　上海颛辉印刷厂
开　　本　787mm×1092mm　1/32
印　　张　3.5
字　　数　100 千字
版　　次　2020 年 1 月第 1 版　2020 年 1 月第 1 次印刷
书　　号　ISBN 978-7-5192-7011-7/ R·520
定　　价　35.00 元

前　言

　　高血压是最常见的心血管病,是脑卒中、心力衰竭、心肌梗死、肾功能不全等严重疾病最重要的危险因素。我国心血管疾病患者约为 3 亿人,其中患有高血压占绝大多数,约为 93％。

　　我国老年人中有一半患有高血压,大部分老年患者通常不测量或很少测量血压,因此高血压知晓率低。部分老年高血压患者已知晓血压高于正常值,但不愿接受降压治疗。同时服用降压药物的老年患者,治疗依从性差或血压管理质量不高,因此血压控制率低。

　　国内外的经验表明,控制高血压需要基于患者自我管理,基于社区基层管理。积极开展老年人高血压知识科普,提倡老年患者进行家庭监测,对未患高血压的老年人而言,可以促进高血压的早期发现、早期诊断和早期治疗；对已患高血压的老年人而言，可以提高高血压治疗的依从性，降低高血压致残率及病死率。同时，利用互联网建立高血压健康档案，开展高血压信息化管理，可有利于促进规范化管理，提高基层工作人员效率，提高血压规范管理率。

因此，向广大老年患者宣传老年高血压的科普知识，同时介绍建立高血压健康档案和开展高血压家庭监测的重要性和基本方法，可有效提高老年高血压患者的知晓率、治疗率和控制率。

著　者

目　录

第一章　老年高血压

一、什么是血压？

简单而言,血压是指血液在血管内流动时对血管内壁产生的压力,它是推动血液在血管内流动的动力。在不同的血管中分别被称为动脉血压、静脉血压和毛细血管压。通常我们所说的血压是指的动脉血压。

由于动脉中的血液是由心脏直接泵出,因此根据心脏跳动时的收缩(泵血)和舒张(停止泵血),动脉血压分为收缩压和舒张压,也就是大家通常所说的"高压"和"低压"。

人体在安静环境下休息、无情绪波动的情况下,能维持收缩压在 90 ～ 120 mmHg、舒张压在 60 ～ 80 mmHg 的正常范围之中。在运动、情绪激动、受到惊吓或者寒冷的时候,人体的血压会出现生理性的上升,这是因为人体在应对复杂环境下产生的正常反应。

一旦血压在休息、无情绪波动等情况时高于 120/80 mmHg 时,说明人体不能维持血压在正常范围。如果在上述情况下,血压达到并超过 140/90 mmHg,则可以诊断为高血压。根据血压上升的不同水平,医学上给出了不同定义(见表 1-1)。

表 1-1　血压水平的定义和高血压分级

分　类	收 缩 压	关系	舒 张 压
正常血压	90～120 mmHg	和	60～80 mmHg
正常高值	120～139 mmHg	和/或	80～89 mmHg
1 级高血压(轻度)	140～159 mmHg	和/或	90～99 mmHg
2 级高血压(中度)	160～179 mmHg	和/或	100～109 mmHg
3 级高血压(重度)	≥180 mmHg	和/或	≥110 mmHg

注:以收缩压或者舒张压两者之一所在的最高级别为准

二、什么是老年高血压?

老年高血压,即大于 65 岁的老年患者,血压持续或 3 日以上测量的收缩压大于或等于 140 mmHg 和/或舒张压大于或等于 90 mmHg。

我国接近半数的老年人均患有高血压。老年人由于机体衰老,不仅更容易患高血压,由于高血压导致的心脏、大脑、肾脏等器官的损害也更为严重。长期研究表明,老年高血压是危害老年人生存和生活质量的重要因素,积极治疗可明显降低脑卒中等重要心血管事件危险性。无论年龄大小,都应该在医师的指导下控制血压,使之尽量降至正常范围。

高血压患者经常合并多种危险因素和靶器官损害,因此老年高血压也可根据存在危险因素(见表1-2)、靶器官损害和合并疾病的多少分为低危、中危、高危,具体危险分层的方法见图1-1。

表1-2 高血压的危险因素

危险因素	说　明
年龄	男性年龄大于55岁,女性年龄大于65岁
吸烟	吸烟或者被动吸烟均为高血压的危险因素
血糖异常	出现糖耐量异常(葡萄糖耐量试验2小时血糖值为7.8~11.0 mmol/L),或空腹血糖受损(空腹血糖值为6.1~6.9 mmol/L)
血脂异常	三酰甘油(TC)大于或等于5.7 mmol/L,或低密度脂蛋白-胆固醇(LDL-C)大于或等于3.4 mmol/L,或高密度脂蛋白-胆固醇(HDL-C)小于1.0 mmol/L

危险因素	说　明
早发心血管病家族史	一级亲属（父母、子女或同父母的兄弟姐妹）年龄小于 50 岁发生高血压、心脏病、脑血管病等
肥胖	腹围：男性大于或等于 90 cm，女性大于或等于 85 cm；或者体重指数（BMI）大于或等于 28 kg/m²
高同型半胱氨酸血症	血同型半胱氨酸大于或等于 15 μmol/L

	1级高血压 (140/90~160/100 mmHg)	2级高血压 (160/100~180/110 mmHg)	3级高血压 (大于180/110 mmHg)
无危险因素	低危	中危	高危
存在1~2个危险因素	中危	中危	高危
存在等于或多于3个危险因素	高危	高危	高危
存在以下靶器官损害或疾病： • 左心室肥厚 • 颈动脉内膜增厚 • 血肌酐轻度升高 • 心脏病 • 脑血管病 • 肾病 • 周围血管病 • 糖尿病	高危	高危	高危

图 1-1　高血压危险分层图

三、老年高血压有哪些特点？

1. 以收缩压增高为主

老年人收缩压随年龄增加而上升,舒张压在 60 岁以后呈下降趋势。与舒张压相比,收缩压与心、脑、肾等靶器官损害的关系更为密切,是发生脑卒中、心肌梗死等心脑血管事件更重要的危险因素。

2. 脉压差变大

脉压差也称脉压,等于收缩压与舒张压之间的差值,是反映动脉弹性功能的指标,与生理性老化和多种导致血管老化的疾病相关。一般老年高血压患者脉压大于 40 mmHg,有的患者脉压可达 50～100 mmHg。多项研究显示,老年人脉压与全因死亡、心血管死亡、卒中和冠心病发病呈正比。

3. 血压波动大

随着年龄增长,老年高血压患者的血压易随情绪、季节和体位的变化明显波动,清晨高血压多见。老年人血压波动增加了降压治疗的难度,需谨慎选择降压药物。此外,老年高血压患者常伴有冠状动脉、肾动脉、颈动脉及颅内动脉病变等,血压急剧波动时,卒中、心肌梗死等心脑血管事件发生率及靶器官损害可显著增加。

4. 常发生直立性低血压

也叫体位性低血压,是患者身体位置改变后出现血压突然降低同时出现低血压症状。具体指从卧位改变为站立姿势 3 分钟内,收缩压下降大于或等于 20 mmHg 或舒张压下降大于或等于 10 mmHg,同时伴有头晕或晕厥等症状。老年患者由于血管硬化,动脉顺应性降低,自主神经系统调节功能减退,容易发生直立性低血压。当高血压伴有糖尿病、低血容量,或使用利尿药、扩血管药物及精神类药物时更容易发生直立性低血压。因此,在老年高血压的诊治过程中需要注意测量卧、立位血压。

5. 常发生餐后低血压

餐后低血压是患者在吃饭后出现血压突然降低同时出现低血压症状。具体定义为进餐后 2 小时内收缩压下降大于或等于 20 mmHg,或餐前收缩压大于等于 100 mmHg、餐后收缩压小于 90 mmHg,并于进餐后出现头晕、晕厥、心绞痛等低血压相关症状。

6. 出现血压昼夜节律异常

健康成年人的夜间血压水平较日间降低 10%~

20%（称为构型血压节律）。老年高血压患者常伴有血压昼夜节律的异常，表现为夜间血压下降幅度小于10%（非构型）或大于20%（超构型），甚至夜间血压反较白天升高（反构型），血压昼夜节律异常更易发生心、脑、肾等靶器官损害。老年高血压患者非构型血压发生率可达60%以上。与年轻患者相比，血压的昼夜节律异常与老年人靶器官损害关系更为密切。

7. 经常出现白大衣高血压

白大衣高血压指患者由医师或者护士测量血压时，血压大于平时测量血压的现象。具体定义为就诊时由医师或护士在诊室内所测血压收缩压大于或等于140 mmHg，或舒张压大于或等于90 mmHg，而在家中自测血压或动态血压监测不高的现象。老年人白大衣高血压常见，易导致过度降压治疗。对于白大衣高血压患者应加强血压监测，鼓励患者家庭自测血压，必要时行动态血压监测评估是否存在白大衣高血压。必要时校对血压计，避免测量误差。白大衣高血压患者常伴有代谢异常，心脑血管风险增加。

8. 同时存在多种疾病

老年高血压常伴心血管疾病及心脑血管疾病的其

他危险因素,部分患者多种疾病并存。若血压长期控制不理想,更易导致或加重靶器官损害,显著增加心脑血管疾病病死率。部分老年人高血压及伴随疾病的临床表现不典型,容易漏诊,应进行综合评估并制订合理的治疗措施。老年患者脑血管病常见,应注意筛查和评估。

9. 经常出现被漏诊、误诊的特殊类型高血压

(1) 继发性高血压:老年人继发性高血压较常见,如肾血管性高血压、肾性高血压、原发性醛固酮增多症及嗜铬细胞瘤等。如果血压在短时内突然升高、原有高血压突然加重,或应用多种降压药物治疗后血压仍难以控制,应注意排除继发性高血压。老年人睡眠呼吸暂停综合征(鼾症)可导致高血压或使高血压加重,表现为夜间睡眠或晨起血压升高,血压昼夜节律改变。

(2) 隐匿性高血压:患者在诊室内血压正常,动态血压或家中自测血压升高的临床现象。诊断标准:诊室血压小于 140/90 mmHg,家庭自测血压收缩压大于或等于 135 mmHg 和/或舒张压大于或等于 85 mmHg;动态血压监测日间收缩压大于或等于 135 mmHg 和/

或舒张压大于等于 85 mmHg。隐匿性高血压患者靶器官损害风险增加。

（3）假性高血压：是指袖带法所测血压值高于动脉内测压值的现象，收缩压增高大于或等于 10 mmHg 或舒张压增高大于或等于 15 mmHg，多见于严重动脉硬化老年患者。肱动脉钙化和僵硬导致血压袖带充气加压后难以压缩，听诊测得血压高于动脉内压。持续血压高无明显靶器官损害或经降压药物治疗后出现低血压症状而袖带血压仍持续升高的老年人应注意排除假性高血压。可通过测定无创中心动脉压或直接测量动脉内压力获得准确的血压值。

四、如何诊断和治疗常见各类型的老年高血压？

1. 单纯收缩期高血压

（1）定义：单纯收缩期高血压是指收缩压升高超过正常范围而舒张压正常的情况。

（2）诊断：血压持续升高，或大于 3 次非同日坐位收缩压大于或等于 140 mmHg，同时舒张压小于 90 mmHg，或使用袖带式电子血压计自测，收缩压大于 135 mmHg，同时舒张压小于 85 mmHg。

（3）危害：单纯收缩期高血压是老年人最常见的高血压类型，与发生心、脑、肾等靶器官损害密切相关，是发生卒中、心肌梗死等心脑血管事件重要的危险因素。

老年单纯收缩期高血压的诊疗流程见图 1-2。

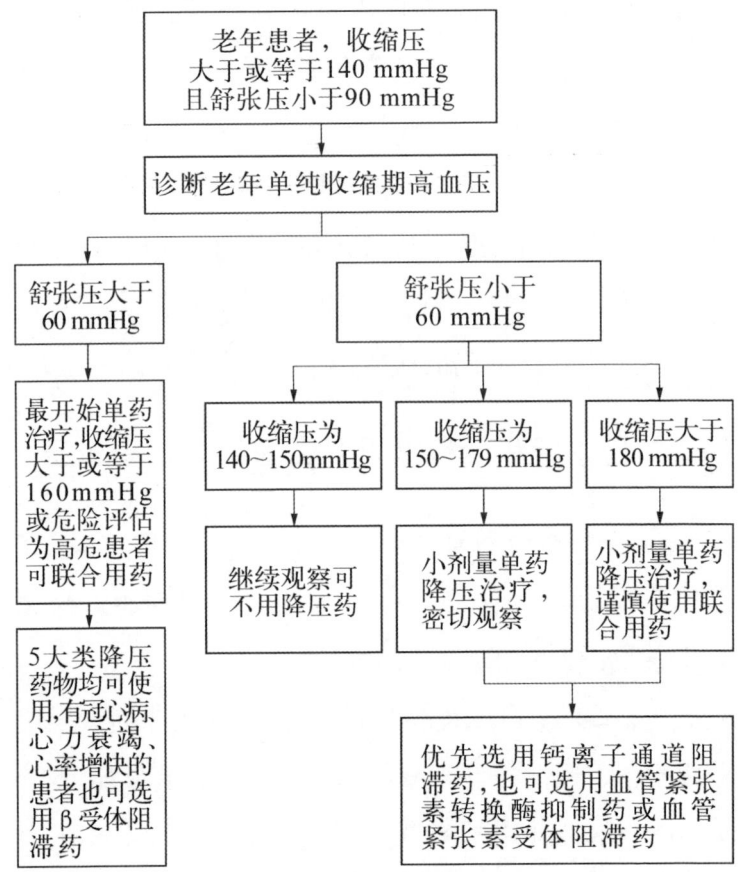

图 1-2 老年单纯收缩期高血压诊疗流程

2. 清晨高血压

（1）定义：清晨高血压是指清晨醒后 1 小时内血压测量结果提示高血压；或起床后 2 小时或清晨 6:00—10:00 的动态血压记录结果提示高血压的情况。

（2）诊断：患者清晨醒后 1 小时内、服药前、早餐前的家庭自测血压或起床后 2 小时的动态血压记录大于等于 135/85 mmHg，或早上 6:00—10:00 由医生或护士测量的血压大于或等于 140/90 mmHg。

（3）危害：清晨高血压是促发心脑血管事件的重要因素，发生清晨高血压的患者更易发生猝死、心肌梗死和卒中等。

老年清晨高血压的诊疗流程见图 1-3。

3. 难治性高血压

（1）定义：老年患者在改善生活方式的基础上，同时足量应用了 3 种不同机制降压药物（包括利尿药）后，血压仍在目标水平之上，或至少需要 4 种药物才能使血压达标，可定义为老年难治性高血压。

（2）诊断：难治性高血压的定义并不能替代其诊断标准，部分患者实际上是"持续性白大衣高血压"。目前尚无公认的难治性高血压的诊断标准，例如多药

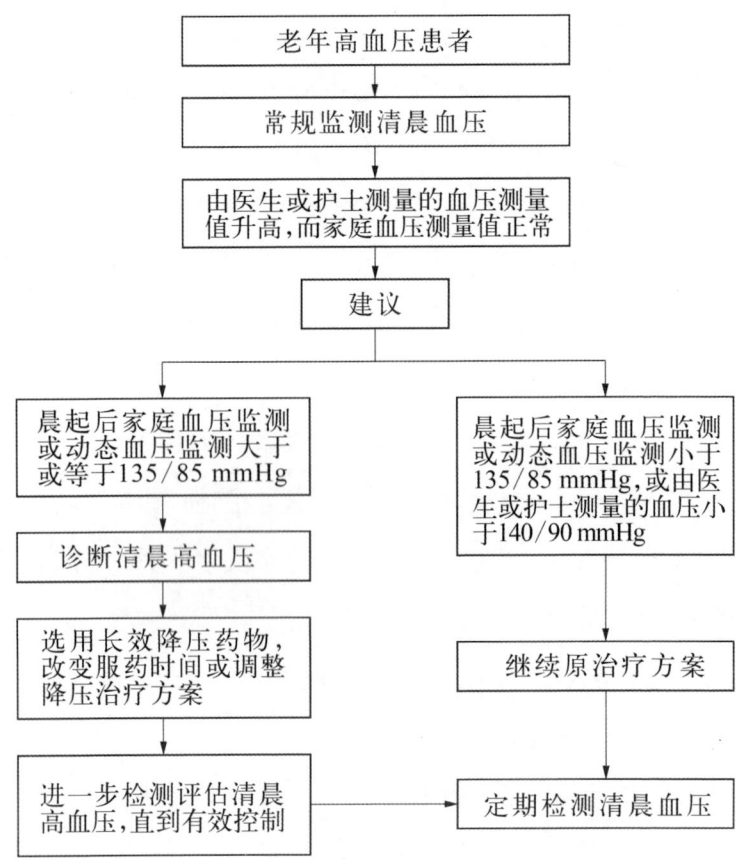

图 1-3 老年清晨高血压诊疗流程

联合治疗不能控制血压的时间是多久,有认为 3 个月,也有认为 4~6 个月。

(3)危害:难治性高血压的发病率约为 5%～30%。高龄患者比中、青年患者发病率高,有更高的心脑血管事件风险,是降压治疗中棘手的问题。

老年难治性高血压的诊疗流程见图 1 - 4。

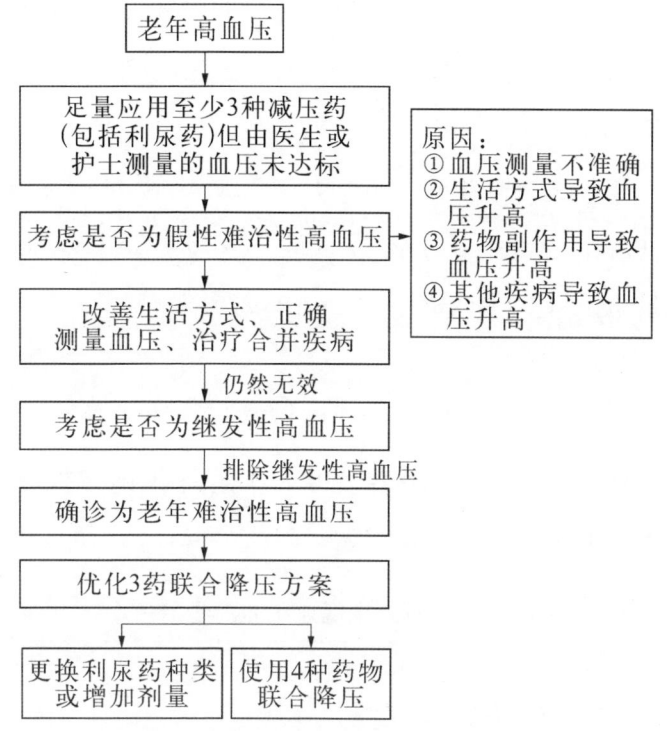

图 1 - 4　老年难治性高血压的诊疗流程

五、老年高血压的特殊问题和处理方法

1. 老年高血压合并直立性低血压

(1) 定义：老年患者直立性低血压指在改变体位

为站立位的 3 分钟内,收缩压和/或舒张压明显下降,伴有或不伴有低灌注症状(即头晕、黑蒙、乏力、恶心、视物模糊、苍白、冷汗等症状)的现象。卧位高血压指立位血压正常,而卧位血压达到高血压标准的现象。

(2)诊断:直立性低血压:从卧位转为立位后 3 分钟内出现收缩压下降大于或等于 30 mmHg 和/或舒张压下降大于或等于 10 mmHg,可伴有或不伴有低灌注症状。

(3)处理:老年直立性血压变异患者首先应当采取非药物治疗,教育患者及家人了解并正确掌握非药物治疗的方法,见表 1-3。

表 1-3 直立性低血压非药物治疗

方　法	作　用
逐渐变换体位	使机体有时间调节自主神经
避免增加胸内压的动作如过度用力、咳嗽等	这些动作可以减少静脉回心血量,降低心排血量
避免卧位过久	过久保持卧位将加剧站立时低血压
腿交叉、弯腰及紧绷肌肉等动作	减少周围血液灌注,增加静脉回心血量

续　表

方　法	作　用
停用或减量降压药物	使卧位血压略高以维持站立时的血压
穿弹力袜和用腹带	减少外周血量(下肢和内脏循环)
抬头床头 10°～20°,白天坐斜靠椅	降低卧位高血压,减少压力性利尿

2. 老年高血压合并餐后低血压

(1)定义:老年高血压合并餐后低血压是指老年患者进食所引起低血压及相关症状(晕厥、衰弱、冠状动脉事件和脑卒中)的现象,主要发生于早餐后,中餐和晚餐后亦可发生。

(2)诊断:符合 3 条标准之一者诊断为餐后低血压:① 餐后 2 小时内收缩压比餐前下降大于 20 mmHg;② 餐前收缩压大于等于 100 mmHg,而餐后小于 90 mmHg;③ 餐后血压下降未达到上述标准,但出现餐后心脑缺血症状(心绞痛、乏力、晕厥、意识障碍)者。

(3)处理:首先是基础疾病的治疗,并尽快纠正可能的诱因。诱因包括:基础病因包括糖尿病、帕金森病、高血压、肾衰、多器官功能衰竭等；诱因包括血容量不足、新增利尿药或血管扩张药、降压药物过量致餐前血压偏低等。

目前尚无特异性治疗，但是非药物治疗比药物治疗更重要和简便可行。无症状者可以用非药物治疗，有症状者常常需要加药物治疗。

非药物治疗：① 餐前饮水 350～480 毫升；② 减少糖类摄入；③ 少量多餐；④ 餐后取坐、卧位；⑤ 进食时避免饮酒，血液透析患者避免透析时进食；⑥ 避免餐前服用降压药，宜在两餐之间服用。

药物治疗：包括减少内脏血流量、抑制葡萄糖吸收和增加外周血管阻力的药物，如咖啡因、阿卡波糖、古尔胶，是最常用的能够改善餐后低血压的药物，但临床研究尚缺乏循证医学证据。

老年高血压合并餐前低血压的诊疗流程见图 1-5。

3. 白大衣高血压

(1) 定义：指患者仅在诊室内测得血压升高而诊室外血压正常的现象。

(2) 诊断：未经治疗的老年患者经过多次随访所

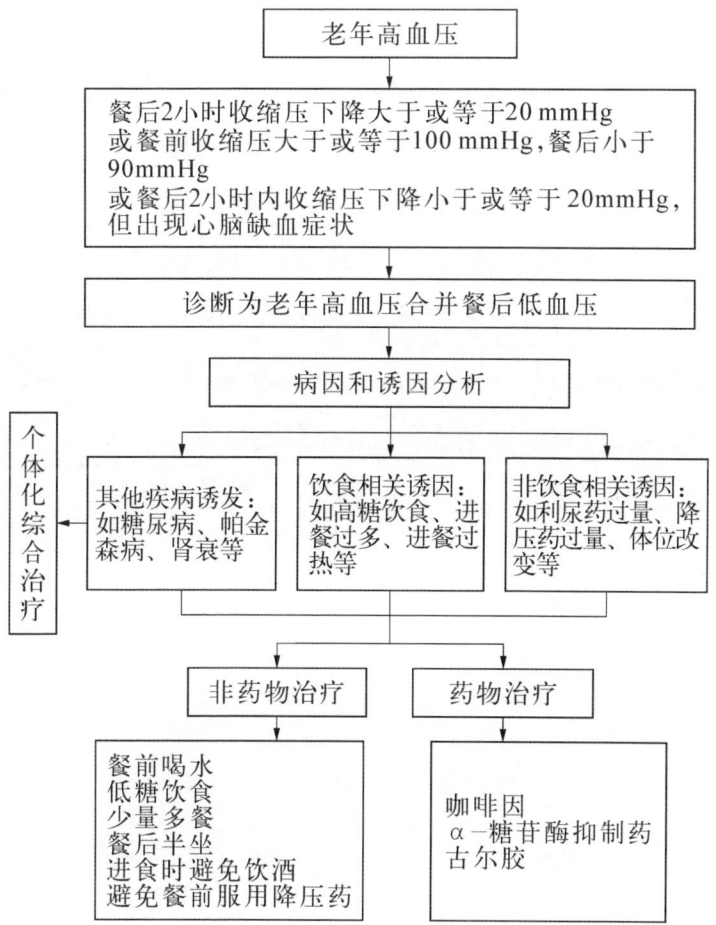

图 1-5　老年高血压合并餐前低血压诊疗流程

测得诊室血压大于或等于 140/90 mmHg，动态血压监测所测 24 小时平均血压小于 130/80 mmHg、白天平均血压小于 135/85 mmHg；或多次家庭血压监测所得血压均值小于 135/85 mmHg。

（3）处理：应该对白大衣高血压患者的诊室外血压进行长期监测，避免发展为持续性高血压。应评估白大衣高血压患者的整体心血管风险，在没有其他心血管危险因素的情况下，干预方式可以仅限于生活方式的改变；合并代谢紊乱危险因素的患者，需要针对相应危险因素进行药物治疗（控制血糖、调脂治疗等）。白大衣高血压的药物降压治疗存在争议。

第二章 老年高血压健康生活行为知识要点

一、老年人心血管生理功能有哪些改变？

老年人更容易发生高血压等心血管疾病，这与老年人心血管生理功能不断发生衰退改变有关。在人的衰老过程中，心脏和血管功能的"储备"减退十分明显，心血管的生理功能会出现较大幅度的下降。衰老带来的心脏、血管功能的改变，使得老年人心脏泵血和维持正常血压的能力下降，逐渐发生高血压、冠心病、心脏衰竭等慢性疾病。

1. 老年人的心脏有哪些改变？

（1）心脏排血量下降：70岁老年人较30岁年轻人，心室壁中的心肌细胞减少30%。心肌数量减少，一方面直接导致心脏收缩功能下降；另一方面，使得剩余的心肌细胞"补偿性"的变大,细胞之间结缔组织基质和胶原增多,导致心脏变得更硬,弹性更小,心脏舒张功能下降。老年人心脏收缩功能和舒张功能均减少,导致心脏泵出血液的功能下降,更加容易出现心衰、直立性低血压等疾病。

（2）心脏起搏细胞和心脏传导纤维数量减少：起搏细胞是心脏跳动的"司令员",它们发出的规律性的电信号经过传导纤维传达到心脏各个角落,指挥心肌细胞规律性地收缩跳动。然而,75 岁老年人的起搏细胞普遍只有年轻人的 10%,传导纤维数量也明显减少,这导致老年人容易发生心房颤动、阵发性室上性心动过速、Q-T间期延长等心律失常。

（3）心肌毛细血管密度减少：随着机体不断衰老,心肌组织中的毛细血管密度减少,导致心肌供血功能不足,心脏更加容易出现缺血,这也是老年人发生冠心病的一个重要原因。

2. 老年人的血管有哪些改变?

（1）血管的僵硬程度增加：随着人体的不断衰老,血管的弹性不断下降,血管变得更加僵硬。血管僵硬程度增加,使得血管收缩、舒张的功能下降,血管不能缓冲心脏跳动泵出的血流,导致血压上升。同时由于舒张期血管管径变窄,导致心、脑、肾等重要器官的供血不足。

(2)容易形成动脉粥样硬化斑块:老年人血管的僵硬程度增加,在血压突然波动时,血管内壁更容易被血流的冲击形成损伤,导致血液内的大分子物质进入血管内膜中,最终形成动脉粥样硬化斑块。

(3)收缩期的血压上升:老年人血管弹性降低、血管壁变硬、血管内变窄等因素,导致血管内阻力增加。所以动脉在心脏收缩泵血的时候血压大幅度上升,即收缩压上升;在心脏舒张不泵血的时候动脉压比正常时下降,即舒张压下降。因此,老年人容易发生单纯收缩期高血压,即收缩压上升、舒张压下降,脉压差增大。

(4)血管内容易形成血栓:血管僵硬程度增加、血流变慢,同时血液中血细胞老化,以上几点共同导致血液在血管中容易凝固,最终形成血栓。

二、老年高血压患者的健康管理有哪些内容?

老年人高血压患者健康管理是一个对老年人群的

高血压健康危险因素进行全面管理的过程,需要调动个人及集体的积极性,有效地利用有限资源来达到最大的健康效果。

老年高血压患者的健康管理一般包括以下 5 个部分。

1. 参加社区高血压普查

老年高血压患者应该积极参加社区等基层组织的老年高血压健康普查。调查内容包括一般情况、疾病既往史、疾病家族史、生活方式等内容。

2. 坚持定期健康体检

老年高血压患者应该定期到各大医疗机构进行健康体检,建立属于个人的高血压家庭健康档案管理。医疗机构将收集和管理用于健康及疾病危险性评价、跟踪、健康行为指导的个人健康体检信息。

所有老年高血压患者应每年进行一次年度健康体检,并注意做好体检记录,保管好化验单。常规性检验项目(如体重、血压、大小便、血生化、心电图、眼底检查等),有条件的最好每季度查一次,这样既能及早发现疾患,又能对已患疾病的治疗、病变、发展有所掌握。

3. 了解高血压健康评估

老年人高血压患者应该了解以下 5 个方面的健康评估：① 血压水平是否正常，是否有高血压的相关危险因素，获得高血压患者的危险分层；② 是否具有标准体重指数，是否显著驼背或异常畸形；③ 体力是否保持正常范围、肢体是否灵活，步态是否平稳，是否具有相应的听力、视力，是否有明显的神经内分泌功能异常；④ 是否发现明显病理缺损和器质性疾病；⑤ 是否保持稳定正常的心理状况。

4. 接受高血压健康干预

老年高血压患者应该接受并遵从医师开具的健康干预建议和措施，包括个人高血压及合并疾病的健康计划及改善的指导。

老年人一旦确诊患有高血压等慢性病，或者具有相关的危险因素，医师即可通过个人健康改善的行动计划和指南，对不同危险因素实施个性化的高血压健康指导，提供最优化的养生防病方案。由于每个人具有不同危险因素组合，因此医师会针对个人自身危险因素筛选出个人高血压健康管理处方，使每个人都能更有效地针对自己的危险因素采取相应的措施。

老年高血压健康指导涉及日常生活和疾病治疗的各个方面,包括饮食、运动、作息、药物服用等。

5. 接受定期随访

老年高血压患者应该通过社区等基层医师电话回访、上门指导或互联网 APP 等方式的定期随访,积极配合医师的督促和监督。定期随访可以让医师指导帮助老年高血压患者规避健康危险因素,养成良好的生活方式,从而促进身体健康。

血压达标的老年患者每 3 个月应该接受 1 次随访,血压未达标老年患者每 2~4 个星期至少接受 1 次随访。所有老年高血压患者应每年进行 1 次健康体检和年度评估随访,向医师询问每年健康体检的问题并获得相应指导和建议。

老年高血压患者随访流程见图 2-1。

三、老年高血压患者的生活行为习惯管理

世界卫生组织曾明确提出,在一个人的健康长寿的所有因素中,遗传占 15%,社会因素占 10%,医疗条件占 8%,气候条件占 7%,剩余 60% 取决于自己。这里的"取决于自己"指的是生活方式。保持健康的生活

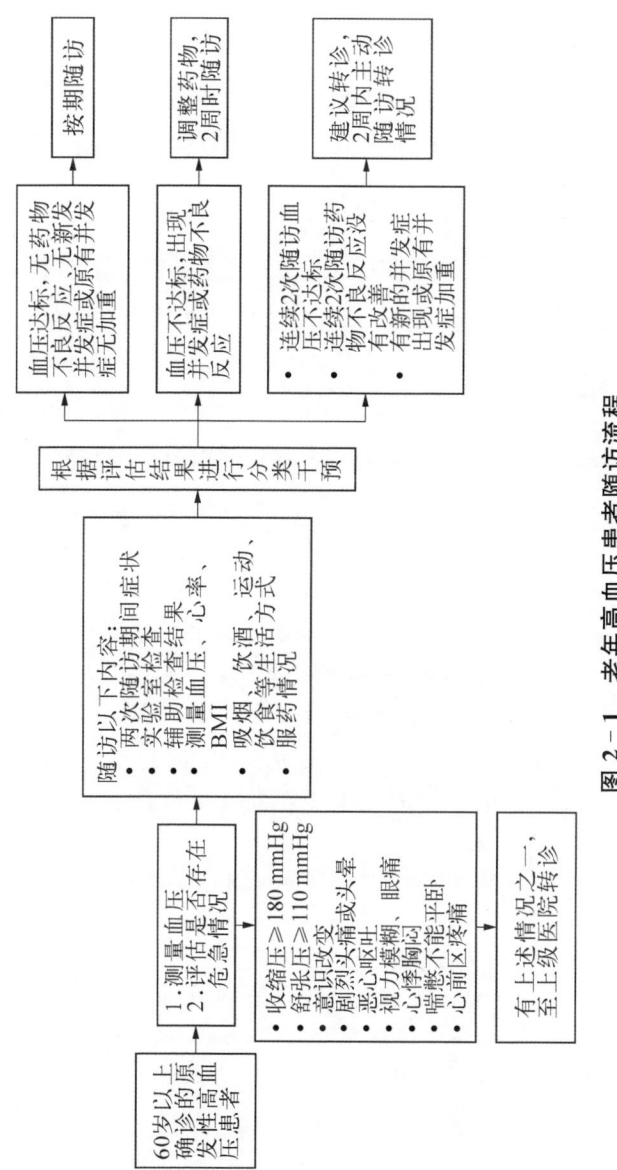

图 2 - 1　老年高血压患者随访流程

方式和良好的生活习惯,不仅可以减少高血压对身体健康的不利影响,降低高血压对于心、脑、肾等器官的损害,还可以减少高血压常见合并疾病(糖尿病、冠心病、高脂血症)的发生和发展。

　　高血压患者应该改变目前不良生活行为习惯,长期保持良好的生活方式。具体生活方式改变具体内容、目标和益处请参见表 2-1。

表 2-1　生活方式改变具体内容、目标和益处

生活方式	具体目标	益处
减少盐摄入	① 每人每日食盐摄入量不超过 6 g(1 啤酒瓶盖) ② 减少隐性钠盐的摄入(咸菜、味精、鸡精、酱油等)	收缩压下降 2～8 mmHg
合理膳食	① 食用油每人每天＜25 g ② 少吃或不吃肥肉和动物内脏 ③ 其他动物性食品每天不应超过 50～100 g ④ 多吃蔬菜水果,蔬菜每天 400～500 g,水果每天 100 g ⑤ 每周吃鸡蛋 5 个 ⑥ 每日摄入豆制品、鱼类或奶类 250 g	收缩压下降 8～14 mmHg

续　表

生活方式	具体目标	益　处
减轻体重	① 体重指数(BMI)＜24 kg/m² ② 腰围：男＜90 cm，女＜85 cm	每减重 10 kg，收缩压下降 5～20 mmHg
规律运动	中等强度运动，每次 30 分钟，每周 5～7 次	收缩压下降 4～9 mmHg
戒烟	彻底戒烟，避免被动吸烟	减少血压波动，减少发生冠心病、中风等疾病风险
限制饮酒	① 白酒＜50 mL/日 ② 葡萄酒＜100 mL/日 ③ 啤酒＜300 mL/日	收缩压下降 2～4 mmHg
心理平衡	减轻精神压力，保持心情愉悦	减少血压波动

1. 长期坚持适当的体力活动

老年高血压患者适当增加体力活动，可以改善心肺功能，控制和降低血压、血脂、血糖、体重等。停止体力活动后几天内上述益处将会消失，因此应该规律地进行体力活动。

老年高血压患者可以根据自身情况按照以下目标进行体力活动。

（1）最低目标：在日常生活（自我照顾、做饭、散步或购物）的基础上再进行额外的 10 分钟体力活动。

（2）健康目标：进行至少 30 分钟快走、慢跑、骑自行车、登山、爬楼梯或游泳等中等有氧运动，并保证每个星期中有 5 天进行上述运动。

（3）最佳目标：① 每天进行 45 分钟的中等有氧运动包括快走、慢跑、骑自行车、登山、爬楼梯、游泳等。② 每天步行至少 1 万步。

2. 注意日常饮食营养

日常饮食获得的营养不仅满足身体需要，而且各种营养素之间保持适当比例，相互平衡。平衡的营养是防治高血压、冠心病、糖尿病、高脂血症、肥胖等疾病的重要基础。

老年人饮食应该遵从以下几点。

（1）食物多样，谷物为主，粗细搭配，每天吃 300～500 克（6～10 两）。

（2）多吃蔬菜、水果，其中蔬菜每天 400～500 克（8～10 两），水果 100～200 克（2～4 两）。

（3）每天吃奶类、豆类或其制品，其中奶类或奶制品每天 100 克（2 两），豆类及豆制品 50 克（1 两）。

（4）常吃适量的鱼、禽、蛋和瘦肉，其中鱼虾 50 克（1 两），鸡鸭猪牛羊等瘦肉 50～100 克（1～2 两），蛋类 25～50 克（0.5～1 两）。

（5）减少烹调油用量，每天不超过 25 克（0.5 两），多吃清淡少吃盐（每天不超过 6 克，约等于 1 啤酒瓶盖）。

（6）食量与体力活动要平衡，食不过量。

（7）合理分配三餐，适当吃零食。

（8）每天足量饮食，合理选择饮料，限量饮酒。

（9）吃新鲜卫生的食物。

（10）食物要松软、易于消化吸收。

3. 停止吸烟

香烟中的焦油含有苯并芘、二噁英等 30 余种致癌物质，可以导致肺、咽喉、肾、膀胱、结肠、胃、口腔、食管等器官的肿瘤，一氧化碳可以导致血氧含量减少、血压上升，尼古丁可以导致心跳增加、血压异常波动。烟草是当今世界上最大的可预防的死亡原因，一半的吸烟者都会死于吸烟导致的各种疾病。

老年高血压患者应立即戒烟，同时避免接触二手烟。戒烟后的高血压患者发生急性心肌梗死、脑卒中等疾病的风险大幅度减少,甚至比单纯只降血压的患者风险下降幅度还要大,说明戒烟对于高血压患者的健康十分重要。

老年高血压患者可以选择到医院的戒烟门诊寻求帮助,此外药物和其他的治疗措施也可有效、适度地帮助戒烟。

4. 限制饮酒

乙醇对人体各器官具有毒害作用,长期大量饮酒可以导致肝硬化、胰腺炎、胃炎、心肌病、贫血等。过量饮酒对大脑具有麻醉作用,出现脑萎缩、痴呆等。大量饮酒使高血压冠心病的发病风险增加。

老年高血压患者应该避免过量饮酒,酗酒患者应接受特殊治疗。

第三章 老年高血压家庭健康档案

一、为什么要建立老年高血压家庭健康档案？

健康档案指居民身心健康（正常的健康状况、亚健康的疾病预防健康保护促进、非健康的疾病治疗等）的规范、科学记录。是以居民个人健康为核心、贯穿整个生命过程、涵盖各种健康相关因素、实现信息多渠道动态收集、满足居民自身需要和健康管理的信息资源。

以某种疾病为主的健康档案记录方式是1968年由美国首先提出来的，目前已成为世界上许多国家和地区建立居民健康档案的基本方法。

作为老年人高发的慢性疾病，高血压防治重点在于家庭自我管理。而建立老年高血压健康档案已成为提高老年高血压患者家庭自我管理水平的重点内容。

一份准确、完整、真实的高血压健康档案资料，能让家庭医师、社区医师等基层医务工作者随时随地提取有关信息，快速全面了解老年高血压以及相关合并疾病的病情，避免重复检查增加痛苦和费用，避免重复使用无效或不良反应大的降压治疗方案，有效提高基层高血压医疗服务质量。

二、老年高血压健康档案需要采集哪些信息？

1. 老年高血压患者的基本信息

患者基本信息包括姓名、性别、民族、联系方式和联系地址等基础个人信息。完善患者基本信息有助于基层医师区分患者身份信息，掌握患者及联系人的联系方式和地址，便于展开随访等诊疗工作。

此表可由患者或家属自行填写，也可由医师、护士等医务人员依据患者口述填写，具体内容如表 3－1 所示。

表 3－1　老年高血压患者基本信息采集表

城乡居民健康档案编号：

患者身份证件号码：

居民健康卡号：　　　　　　　　医疗保险类别：

续 表

患者姓名： 出生日期： 年 月 日
性别： 婚姻状况： 民族： 职业类别：
家庭地址：
邮政编码： 患者电话号码：
联系人姓名： 联系人电话号码：
建档医疗机构组织机构：
建档日期时间： 年 月 日 建档者姓名：

2. 老年高血压患者的诊疗信息

老年高血压患者诊疗信息包括患者生活行为习惯、血压水平、疾病诊断、用药情况和家族遗传史等与高血压诊断和治疗相关的信息，有助于医师了解患者高血压危险因素、伴随疾病和降压治疗等诊疗信息的基本情况，从而评估患者危险分层，制订下一步降压药物治疗方案。

此部分应由医务人员根据患者提供的信息填写，具体内容如表3-2所示。

采集以上这些老年高血压患者的诊疗信息有如下意义。

（1）吸烟：吸烟是发生高血压、冠心病、脑卒中等心脑血管疾病的诱因，及时戒烟可减少发生上述疾病

表 3-2 老年高血压患者诊疗信息采集表

① 吸烟	吸烟情况：□不吸烟　　　□吸烟　　　□已戒烟 开始吸烟年龄：　岁 日吸烟量：　　根　　　　　戒烟年龄：岁
② 饮酒	开始饮酒年龄：　　　岁　　　饮酒频率：次/□日□周□月 饮酒种类：□白酒　　　□红酒　　　□啤酒 日饮酒量：　　g 一年内是否醉酒：□是　　　□否 戒酒：□是　　　□否 戒酒年龄：　　岁
③ 运动	每周运动次数：　　　　　　　运动时长：　　　分钟 坚持运动时间：　　　　　　月运动方式：
④ 饮食	饮食咸淡：□轻　　　□中　　　□重 饮食爱好：□清淡　　　□偏咸　　　□油腻　　　□偏甜
⑤ 心理	心理状态：□正常　　　□紧张　　　□抑郁　　　□焦虑 □其他
⑥ 血压	左臂血压：　　　　　　／　　　mmHg 右臂血压：　　　　　　／　　　mmHg 高血压分级：□1级　　　□2级　　　□3级
⑦ 伴随疾病	疾病诊断：□糖尿病　　□高脂血症　　□高尿酸血症 □冠心病　　□脑梗死　　□脑出血 □慢性肾病 其他诊断：

⑧家族史	父母健康状况： 子女健康状况： 早发心血管病家族史：□有　　□无
⑨用药	降压药物：①　　　②　　　③　　　④ 药物使用频率：①　　次/日　　②　　次/日 　　　　　　　③　　次/日　　④　　次/日 药物使用剂量：①　　mg　　②　　mg 　　　　　　　③　　mg　　④　　mg 降压药物种类：□ACEI　　□ARB　　□CCB 　　　　　　　□β受体阻滞药　　□利尿药 　　　　　　　□α受体阻滞药　　□中枢性降压药

的风险。采集该项信息可有效确定老年患者是否有该项危险因素，并提醒基层医务人员开展戒烟宣传活动，同时督促患者戒烟。

（2）饮酒：乙醇对血压波动影响很大，同时对降压药物疗效可产生不良影响。采集该项信息可有效确定老年患者的饮酒情况，同时可督促患者限制饮酒。

（3）运动：坚持规律有氧运动有助于降低血压。采集该项信息可有效确定老年患者的运动情况，同时督促患者坚持规律运动。

（4）饮食：高盐、油腻、偏甜饮食对于血压、血脂和血糖的控制有十分不良的影响。采集此项信息有利于基层医师了解患者的饮食习惯,从而合理进行调整药物治疗。

(5)心理:保持心理健康,避免情绪波动和应激,保持精神愉快、心理平衡和生活规律有助于血压的稳定和控制。采集此项信息有利于基层医师了解患者的心理状态,从而合理进行心理干预治疗以及调整药物治疗。

(6)血压:血压水平决定了不同的治疗方案。采集此项信息有利于基层医师和患者自己了解血压水平,从而调整治疗方案。

(7)伴随疾病:高血压合并糖尿病、高脂血症、高尿酸血症、冠心病、脑梗死、脑出血和慢性肾病等疾病的老年患者的治疗方案各异。采集此项信息有利于基层医师了解患者疾病史,从而合理制订治疗方案。

(8)家族史:高血压等心血管疾病具有明显的家族遗传倾向,采集此项信息有利于基层医师了解患者高血压等心血管疾病家族史,从而进行高血压危险分层。

(9)用药:采集此项信息有利于基层医师了解患者目前使用降压药物情况,从而制订治疗方案。

3. 高血压的危险分层评估

高血压风险评估包括患者心血管风险因素、靶器官损害和伴随疾病等检查的结果，有助于医师对高血压患者进行危险等级分层，不同危险分层决定了不同的治疗方案和随访方案。

此项由医师根据患者实际情况进行填写，具体条目和解释如表3-3所示。

表3-3　高血压危险分层评估表示例

① 高血压分级	左臂血压：　　　　　　　／　　　　　　　mmHg 右臂血压：　　　　　　　／　　　　　　　mmHg 高血压分级：□1级　　　□2级　　　□3级
② 危险因素	年龄：　　　岁　　　吸烟：□无　　　　　□有 糖耐量受损或空腹血糖异常：□无　　　　□有 血脂异常：□无　　　　□有 早发心血管病家族史：□无　　　　□有 肥胖或腹型肥胖：□无　　　　□有 高同型半胱氨酸血症：□无　　　　□有
③ 靶器官损害	左心室肥厚：□无　　　　□有 颈动脉内膜增厚或斑块：□无　　　　□有 血肌酐轻度升高：□无　　　　□有

续　表

④临床疾病	脑血管病：□无　　　　□有 心脏病：□无　　　□有 肾脏病：□无　　　□有 周围血管病：□无　　　　□有 视网膜病变：□无　　　　□有 糖尿病：□无　　　□有
⑤危险分层	□低危 □中危 □高危

（1）高血压分级是如何定义的？

对于不同血压水平的定义和高血压分级见表3-4。

表3-4　血压水平的定义和高血压分级

分　类	收缩压	关系	舒张压
正常血压	120	和	80
正常高值	120～139	和/或	80～89
高血压	≥140	和/或	≥90
1级高血压(轻度)	140～159	和/或	90～99
2级高血压(中度)	160～179	和/或	100～109
3级高血压(重度)	≥180	和/或	≥110
单纯收缩期高血压	≥140	和	<90
单纯舒张期高血压	<140	和	≥90

对于年龄大于或等于 65 岁患者应保持收缩压小于 150 mmHg，舒张压小于 90 mmHg。如患者能耐受，可进一步降至小于 140/90 mmHg。年龄大于或等于 80 岁高龄患者，一般血压不宜小于 130/60 mmHg。老年高血压合并糖尿病、冠心病、心衰及慢性肾病患者血压应小于 140/90 mmHg。

（2）高血压危险分层是如何进行评估的？

高血压可分为低危、中危、高危，具体危险分层的方法如第 4 页中图 1-1 所示。

4. 家庭随访信息

患者家庭随访信息包括患者在两次随访期间遵医行为、血压水平、症状和检查检验和住院等情况，有助于医师掌握患者高血压以及其他相关疾病在一段时间内的变化和进展等情况。对于血压达标者每 3 个月应随访 1 次，未达标者每 2～4 周应随访 1 次，所有高血压患者应每年进行 1 次年度评估随访。

该表由医师在随访时根据患者提供的信息来填写，具体条目和解释如表 3-5 所示。

表 3-5　家庭随访信息采集表示例

① 随访基本信息	本次日期时间：　　　　　年　　　月　　　日 随访方式：□上门　　□电话　　　□互联网　　□其他 随访遵医行为评价结果：□良好　　　□一般　　　□差 患者主诉症状：
② 体格检查	体重：　　　kg　　　　　身高：　　　　　cm 体重指数： 腰围：　　　cm 左臂血压：　　　　/　　　　mmHg 右臂血压：　　　　/　　　　mmHg 心率：　　　次/分钟 阳性体征：
③ 用药情况	降压药物：①　　　　②　　　　③　　　　④ 药物使用频率：①　　次/日　　　②　　次/日 　　　　　　　　③　　次/日　　　④　　次/日 药物使用剂量：①　　　　mg 　　　　　　　　②　　　　mg 　　　　　　　　③　　　　mg 　　　　　　　　④　　　　mg 降压药物种类：□ACEI　　　□ARB 　　　　　　　　□CCB　　　　□β受体阻滞药 　　　　　　　　□利尿药　　　□α受体阻滞药 　　　　　　　　□中枢性降压药 服药依从性：□良好　　　□一般　　　□差 药物不良反应：□无　　　□有 不良反应描述：

④ 住院情况	本轮随访周期内住院：□无　　　□有 入院日期：　　　年　　月　　日 入院医疗机构名称： 入院原因： 出院日期：　　　年　　月　　日
⑤ 生活方式	戒烟：□是　　　□否　　戒酒：□是　　　□否 日吸烟量：　　　　根 饮酒频率：　　次/□日□周□月 饮酒种类：□白酒　□红酒　□啤酒　日饮酒量：　g 每周运动次数：　运动时长：　　　　分钟 运动方式： 饮食咸淡：□轻　　□中　　□重 饮食爱好：□清淡　　□偏咸　　□油腻　　□偏甜 心理状态：□正常　　□紧张　　□抑郁　　□焦虑 　　　　　□其他
⑥ 实验室检查	空腹血糖：　　mmol/L　血尿酸：　　μmol/L 三酰甘油：　　mmol/L　总胆固醇：　　mmol/L 低密度脂蛋白：　　mmol/L 高密度脂蛋白：　　mmol/L 血肌酐：　　μmol/L 尿蛋白：□-/+　□+　□++　□+++
⑦ 辅助检查	心电图： 超声心动图： 颈动脉彩超： 踝肱指数：　　　脉搏波传导速度：　　m/s 眼底检查：

（1）老年高血压患者多久进行一次家庭随访？

对于未达标患者，每 2～4 周应进行一次随访，直至血压达标，随访内容包括：① 随访基本信息、② 体格检查、③ 用药情况、④ 住院情况、⑤ 生活方式。

对于达标患者，每 3 个月进行一次随访，随访内容同上。

同时，每个高血压患者每年应进行一次年度评估随访，进行必要的实验室检查和辅助检查，随访内容应包括表 3-5 所有内容。

（2）高血压家庭随访信息有哪些方式？

医师随访可以通过上门随访、电话随访、微信等互联网平台随访或其他方式随访。随访医师应详细记录每次随访日期、随访方式、每 2 次随访期间的遵医行为评价和此次随访时患者主诉。

（3）老年高血压患者年度评估需要做哪些检查？

实验室检查：高血压患者每年需要进行一次年度评估，进行必要的实验室检查，即血常规、尿常规、生化（肌酐、尿酸、谷丙转氨酶、血钾、血糖、血脂）等，以确定是否发生靶器官损害和其他合并疾病。随访医师应根据患者的提供的检查单上的结果进行详细记录，并提

出相关的医学建议。常见实验室检查项目、意义和正
常值见表3-6。

表3-6　常见实验室检查项目、意义和正常值

项　目	正常值	意　义
空腹血糖	3.9~6.1 mmol/L	空腹血糖反映患者血糖水平。高血压患者合并糖尿病有极高的心脑血管疾病和慢性肾病的危险。在老年高血压患者中定期监测血糖,筛查糖尿病对于降低冠心病、中风和慢性肾病等发病具有极高的意义。
三酰甘油(TG)	0.45~1.69 mmol/L	TG、TC、LDL和HDL均可反映患者血脂水平。高血压患者50%伴有血脂异常,两种疾病合并将大大增加心肌梗死、中风等心脑血管疾病发生的危险。
总胆固醇(TC)	2.85~5.69 mmol/L	
低密度脂蛋白(LDL)	<3.12 mmol/L	
高密度脂蛋白(HDL)	0.7~2.0 mmol/L	
血肌酐	44~133 μmol/L	血肌酐反映肾功能水平。肾功能下降是高血压靶器官损害之一,高血压引起的慢性肾病最终导致尿毒症。因此应定期监测高血压患者的肾功能。

项　　目	正常值	意　　义
尿蛋白定性试验	阴性	尿蛋白定性试验能初步快速地反映判断和了解肾功能是否出现问题及问题的严重性,加号越多表示尿蛋白越多。
血尿酸	男:208～428 $\mu mol/L$ 女:155～357 $\mu mol/L$	血尿酸增高导致痛风,同时也是心脑血管疾病的危险因素之一。

辅助检查:高血压患者每年需要进行一次年度评估,进行必要的辅助检查,有如下几点。

(1)心电图检查:可以反映心脏电生理和结构功能,用于排查心房颤动、冠心病、心室肥大等高血压患者常见心脏疾病。

(2)超声心动图检查:可以直观地检查心脏结构功能,用来排查高血压性心脏病引起的左心室肥大或其他器质性心脏病。

(3)颈动脉超声检查:有助于确定缺血性脑血管病患者颈动脉粥样斑块的性质和稳定性,确定颈动脉粥样硬化及颈动脉狭窄的程度,尤其在显示动脉壁结构的变化上有优势,为动脉粥样硬化的早期预防和治疗提供客观的依据,积极治疗动脉粥样硬化及颈动脉狭窄对预防缺血性脑卒中有重要意义。

(4)踝肱指数(ABI):踝肱指数用于动脉粥样硬化性疾病等危险分层,在高血压患者中具有重要临床应用价值。正常人休息时踝肱指数的范围为0.9~1.3。踝肱指数降低的患者发生急性心肌梗死和急性脑梗死等心血管事件的危险上升。

(5)脉搏波传导速度(PWV):脉搏波传导速度指心脏每次搏动射血产生的沿大动脉壁传播的压力波传导速度,是评估动脉血管僵硬度的简捷、有效、经济的非侵入性指标,能够综合反映各种危险因素对血管的损伤,能较好预测急性心肌梗死和急性脑梗死等心血管事件发生风险。

(6)眼底检查:高血压和糖尿病均会导致眼底视网膜小动脉病变,严重者可发生失明。同时,高血压患者眼底病变越重,心、脑、肾受损率也越高。因此定期进行眼底检查,能早期发现高血压导致的隐匿的眼底病变情况,为高血压病患者的预后、治疗方案的确定提供重要线索和依据。

5. 家庭血压监测采集信息

家庭血压监测信息包括患者在家中使用电子血压计等设备测量血压的结果,此表有助于医师掌握患者家庭血压测量的结果。

此表可由患者自行填写,或者由设备自动上传至互联网平台,具体条目和解释如下表所示。

表 3 - 7 家庭血压监测信息采集表示例

① 血压信息	血压测量日期: 年 月 日 左臂血压: / mmHg 右臂血压: / mmHg 脉压: mmHg 脉搏: 次/分钟
② 24小时动态血压	动态血压测量开始时间: 年 月 日 动态血压测量结束时间: 年 月 日 日间平均收缩压: mmHg 日间平均舒张压: mmHg 夜间平均收缩压: mmHg 夜间平均舒张压: mmHg 血压昼夜波动:□杓型 □超杓型 □反杓型 □非杓型

24小时动态血压监测有何意义?

24小时动态血压监测可以了解患者血压波动情况,获得患者日夜间平均收缩压/舒张压和血压杓型情况。正常成人的血压多表现杓型,夜间血压比白天下降 10%～20%,昼夜血压动态曲线酷似勺子。夜间血压无明显下降,或下降不足 10% 的,称为非杓型。夜间血压比白天高 5%,称为反杓型。夜间血压明显降低,较白天下降超过 20%,称为深杓型或超杓型。

动态血压监测的结果可以显示人体血压一天内的波动情况,确定是否存在夜间高血压或者清晨高血压,为降压药服用的时间提供参考。

第四章　老年高血压家庭监测

一、为什么要进行老年高血压家庭监测？

1. 提高高血压知晓率

家庭血压监测经常被很多老年人认为是高血压患者才需要做的事情，一些自认为血压正常的老年人基本上不会在家中测量血压。然而，相当一部分老年高血压患者平时不会表现出明显症状，导致很多血压高于正常的患者并不知道自己患有高血压。血压正常的老年人在家中进行血压监测，可及时发现血压升高，从而对高血压进行及时的诊断和治疗，预防心脑血管并发症的发生。

2. 提高高血压诊断准确性

家庭血压监测在家中进行，测量次数和天数均比较多，可以更准确、更全面地反映一个人日常生活状态下的血压水平。因此,和动态血压监测相似,家庭血压监测可以有效鉴别出那些只有在诊室测量血压时才升高的白大衣高血压或主要在家庭测量血压时升高的隐蔽性高血压。这样可避免给白大衣高血压患者进行过度降压治疗的潜在风险,也可以及时控制隐性高血压的心血管风险。

3. 提高高血压患者并发症发生预测的准确性

与在医院诊室测量血压相比,家庭血压监测在并发症发生预测方面具有一定优势。日本的研究结果显示,在近 11 年的随访观察中,如果分别根据诊室与家庭血压监测对血压进行分类,家庭血压在提高脑卒中预测水平方面优势明显。

4. 提高降压治疗的质量和达标率

家庭血压监测除了可以提高高血压的诊断水平,还可以提高高血压患者控制血压的质量和达标率。前者的主要原理是,家庭血压监测可以让患者充分了解其血压水平,不管是血压太高,还是太低,都可以促使患者积极寻找导致血压大幅度波动的原因,特别是生活方式方面的原因,比如,钠盐的摄入量和工作与生活的压力是否增加了,从而通过生活方式干预,稳定降压治疗的效果。后者的主要原理则是,高血压患者通过家庭血压监测更容易检测到尚未控制的血压,从而为医师调整降压治疗方案提供依据,将血压控制到达标水平。

二、如何选择血压计?

目前市场中有存在许多种类的血压计,但并不是每一种都适用于家庭血压监测,上臂式全自动电子血压计是目前最适合家庭血压测量的血压计,医院中使用的水银式血压计正被逐渐淘汰。

1. 上臂式全自动电子血压计

其准确性和重复性较好,临床研究证据较多,测量方法易于掌握,是家庭血压测量的优先推荐。

2. 腕式血压计

使用腕式血压计测量血压时不需暴露上臂,在寒冷地区或脱衣服不方便者(残障人士)使用较方便,但其使用方法比较复杂,不同血压计之间差别较大,因此,如果选择使用腕式血压计,需进行更多培训。

3. 手指式血压计

手指血压测量结果与上臂血压之间有较大差别,

而且变异较大,不建议使用手指式血压计。

三、家庭血压监测的方法

1. 学习使用血压计

在采购血压计时或采购之后,详细了解血压计的使用方法,需要时,还应到就诊的医疗机构寻求帮助,并对其测量结果进行临床验证。

2. 血压测量前准备

如果采用上臂式血压计进行家庭血压监测,测量血压的一般条件和在诊室测量血压时大致相似。

具体准备如下：① 测量血压前半小时不吸烟、饮酒或喝咖啡,排空小便;测压时患者务必保持安静,不讲话;② 在有靠背的椅子上坐位休息至少 5 分钟后,开始测量血压;③ 测血压时,两腿放松、落地,也可采用更舒适一些的入座条件,比如沙发等稍矮一些的坐位,但应尽可能确保捆绑袖带的上臂与心脏处于同一水平,同时上臂与胸壁成 40°角放于桌上;④ 用手触摸肘窝,找到肱动脉跳动的部位,将袖带的胶皮袋中心置于肱动脉上,袖带下缘距肘线 2~3 厘米,松紧以能插入 1~2 指为宜。

3. 记录血压数值

测量完成后,如果所使用血压计具有蓝牙、WIFI等无线连接功能,可将测量结果上传至手机 APP、高血压健康档案互联网平台等进行保存。如血压计无无线连接功能,则应将测量结果完整地记录在笔记本上,以备需要时使用。记录内容应包括,测量血压者姓名,测量日期与时间,收缩压、舒张压与脉搏,如果血压计提供了平均压或脉搏压,也应记录。

4. 袖带与气囊

在购买血压计时要求销售者提供与血压计主要使用者匹配的大小合适的袖带。目前大部分电子血压计都配置了适用于大多数测量者的标准袖带和供上臂较粗的患者使用的大袖带。袖带宽幅过窄或缠得过松测得血压会偏高,袖带宽幅过宽或缠得过紧测得的血压会偏低。

5. 血压监测的次数和天数

首次被诊断为高血压、血压未达标或血压不稳定的患者,每日早晚各测 1 次,每次测量 3 遍,连续测量 7 天,取后 6 天血压的平均值作为制订治疗方案的参考。

经过治疗，血压达标且稳定的患者，每周自测 1 天，早晚各 1 次。

6. 电子血压计的校准

血压计在使用期间，应进行定期校准，每年至少 1 次。可在购买处或就医处寻求帮助进行校准。一些销售网络较完善的血压计品牌等通常会提供其所售血压计的校准服务。

四、家庭血压监测诊断标准

家庭自测血压水平低于诊室血压水平，家庭自测血压 135/85 mmHg，相当于诊室血压的 140/90 mmHg。非同日 3 次家庭自测血压大于或等于 135/85 mmHg 者可考虑诊断为高血压。

五、进行家庭血压监测需注意的事项

1. 有一些患者不能用电子血压计测量血压

某些心律失常如心房颤动、频发期前收缩（早搏）患者，采用电子血压计不能准确测量血压。

2. 测量血压的次数不宜过频

有一些患者想起来就测，甚至产生焦虑状态。血压本身的波动可能影响到患者的情绪,使其血压升高,形成恶性循环,不建议精神焦虑及紊乱或擅自改变治疗方案的患者进行家庭自测血压。

3. 只有24小时动态血压监测才能测量夜间血压

有一些患者夜间醒了就起来测血压,还有人为了获得夜间血压值,半夜用闹钟唤醒起来测血压,这种破坏了夜间的生理状态而测量出来的血压值,不代表夜间的血压。

4. 不要过分计较某次的血压轻度升高或降低

血压本身有昼夜节律的变化,而且受诸多内外环境的影响,有一定的波动。不要因自测的几次血压值高低来随意调整药量,这样不利于血压的稳定。

第五章 老年高血压降压药物治疗

一、老年服用降压药物治疗有哪些原则?

绝大部分老年高血压患者需要使用降压药物治疗高血压,老年人使用降压药物时应注意以下几项原则。

1. 剂量原则

老年人应从小剂量开始,逐渐增加剂量或种类,逐步使血压达标,避免降压速度过快并密切观察有无降压治疗相关的脑供血不全及心肌缺血的症状及药物不良反应,避免直立性低血压或过度降压带来的伤害。

2. 优先原则

优先选择长效制剂和固定复方制剂。长效制剂降压疗效维持时间长,能将一天中血压平稳控制在目标水平。复方制剂能获得更好降压疗效的同时,减少了单药大剂量使用可能带来的副作用。

3. 联合原则

对老年患者起始即可采用小剂量 2 种药物联合治疗,或用固定复方制剂,原因同上。

4. 个体化原则

依据不同并发症和老年人对药物不同的耐受性给予个体化用药。例如,高血压合并冠心病患者更适合使用美托洛尔或比索洛尔等 β 受体阻滞药。

二、老年人药物降压目标值和降压治疗达标流程

1. 不同年龄段的降压目标值

血压大于或等于 150/90 mmHg 需要进行药物起始治疗。不同情况下有不同的降压目标值,具体如下。

① 年龄大于或等于 65 岁患者血压应降至小于 150/90 mmHg,如能耐受可进一步降至小于 140/90 mmHg;

② 年龄大于或等于 80 岁高龄患者,一般血压不宜小于 130/60 mmHg;

③ 老年高血压合并糖尿病、冠心病、心力衰竭及

慢性肾病患者降压目标值小于 140/90 mmHg。

2. 降压治疗流程

（1）第一次接受药物降压治疗时，符合以下条件的患者可服用一种降压药物治疗。

① 血压小于 160/100 mmHg；

② 收缩压 150～179 mmHg 同时舒张压小于 60 mmHg；

③ 危险分层为中危。

（2）符合以下患者需要进行多种降压药物联合药物治疗。

① 血压大于或等于 160/100 mmHg；

② 收缩压大于 180 mmHg 同时舒张压小于 60 mmHg；

③ 血压高于目标值 20/10 mmHg；

④ 危险分层为高危。

当单药治疗血压不能达到目标值时，需要增加药物剂量或进行联合药物治疗，同时需要排除继发性高血压，必要时应至高血压专科就诊。当血压已经达标时，应维持降压药物治疗，定期监测血压，注意血压、血脂和血糖的综合管理。

三、老年高血压常用降压药物介绍

老年高血压的理想降压药物应符合以下条件：平稳、有效降压；安全性好，不良反应少；服用简便，依从性好。临床常用的降压药物包括 5 类，分别为血管紧张素转化酶抑制药和血管紧张素受体阻滞药（ACEI/ARB，A）、β 受体阻滞药（Beta-blockers，B）、钙离子通道阻滞药（CCB，C）、利尿药（Diuretics，D）。以上 5 类药物均可用于老年高血压的治疗。

老年人使用利尿药和长效钙拮抗药降压疗效好、不良反应较少，推荐用于无明显并发症的老年高血压患者的初始治疗。若患者已存在靶器官损害，或并存其他疾病和/或心血管危险因素，则应根据具体情况选择降压药物。

1. 钙通道阻滞药

钙通道阻滞药（CCB）主要通过阻断血管平滑肌上的钙离子通道发挥扩张血管、降低血压的作用。包括二氢吡啶类钙离子通道阻滞药和非二氢吡啶类钙离子通道阻滞药。不同的钙离子通道阻滞药在临床作用差异，分为第一代（如硝苯地平、维拉帕米、尼卡地平等）、第二代(非洛地平缓释片、硝苯地平缓释片、尼莫地平、尼群地平、贝尼地平等)、第三代(如氨氯地平、拉西地平、乐卡地平等)。我国研究证实以二氢吡啶类钙离子通道阻滞药为基础的降压治疗方案可明显降低高血压患者脑卒中风险。由于第一代钙通道阻滞药(如硝苯地平)降压作用时间短,不良反应多,目前推荐长效二氢吡啶类钙离子通道阻滞药作为老年高血压患者降压治疗的基本药物。此类药物降压疗效好,作用时间平稳,无绝对禁忌证,与其他4类基本降压药物均可联合使用,尤其适用于老年单纯收缩期高血压、斑稳定型心绞痛、冠状动脉或颈动脉粥样硬化及周围血管病老年患者。

2. 利尿药

利尿药是高血压药物降压治疗的基石,主要通过利钠排尿、降低高血容量负荷发挥降压作用。用于控制血压的利尿药主要有噻嗪类利尿药、袢利尿药和保钾利尿药。噻嗪类利尿药临床运用时间已超过50年,是临床证据最为丰富的降压药物。小剂量噻嗪类利尿药(如氢氯噻嗪6.25~12.5 mg)对代谢影响小,与其他降压药(尤其是血管紧张素转化酶抑制药和血管紧张素受体阻滞药）合用降压作用明显增加。利尿药尤其适用于老年和高龄高血压、单纯收缩期高血压或伴心力衰竭患者，也是难治性高血压的基本治疗药物。噻嗪类利尿药可引起低血钾，长期使用需检测血钾水平，高尿酸血症及明显肾功能不全患者慎用。

3. 血管紧张素转化酶抑制药和血管紧张素受体阻滞药

血管紧张素转化酶抑制药（ACEI）和血管紧张素受体阻滞药（ARB）均可阻断肾素血管紧张素系统发挥降压作用。研究表明，血管紧张素转化酶抑制药和血管紧张素受体阻滞药可减少卒中、心肌梗死等心血管事件的发生，同时具有良好的靶器官保护作用，适用于高血压伴慢性心力衰竭、心肌梗死后伴心功能不全、心房颤动、糖尿病肾病、肾疾病、代谢综合征、蛋白尿和微量蛋白尿患者。注意两类药物不能合用，且双侧肾动脉狭窄、高钾血症患者禁用，使用期间必须监测血钾和血肌酐。

4. β受体阻滞药

β受体阻滞药通过抑制激活的交感神经活性、抑制心肌收缩力、减慢心率发挥降压作用。β受体阻滞药分为非选择性（β_1、β_2受体阻滞药）如普萘洛尔，选择性β_1

受体阻滞药如阿替洛尔、美托洛尔和比索洛尔，α_1、β 受体阻滞药如拉贝洛尔、阿罗洛尔、卡维地洛。高选择性 β_1 受体阻滞药不良反应较少，可保护靶器官，降低心血管事件风险，尤其适用于伴快速心律失常、冠心病、慢性心力衰竭，交感神经活性增加以及高动力状态的高血压患者。病态窦房结综合征、Ⅱ～Ⅲ°房室传导阻滞、哮喘患者禁用。慢性阻塞性肺疾病或糖耐量异常患者慎用，糖脂代谢异常时一般不首选 β 受体阻滞药。

常用降压药物用法和不良反应见表 5-1。

表 5-1　常用口服降压药物用法和不良反应

口服降压药物	每天剂量（mg）	分服次数	主要不良反应
钙拮抗药（CCB）			
二氢吡啶类：			
氨氯地平	2.5～10	1	踝部水肿、头痛、面部潮红
左旋氨氯地平	1.25～5	1	
非洛地平缓释片	2.5～10	1	
拉西地平	4～8	1	
硝苯地平缓释片	10～20	1～2	
硝苯地平控释片	30～60	1	
尼群地平	20～60	2～3	

续　表

口服降压药物	每天剂量 （mg）	分服 次数	主要不良 反应
非二氢吡啶类：			房室传导阻 滞、心功能抑 制
维拉帕米	40～120	2～3	
维拉帕米缓释片	120～240	1	
地尔硫䓬缓释片	90～360	1～2	
利尿剂			
噻嗪类利尿剂：			血钾减低、血 钠减低、血尿 酸升高
氢氯噻嗪	12.5～100	1	
吲达帕胺	1.25～2.5	1	
吲达帕胺缓释片	1.5	1	
襻利尿剂：			
呋塞米	20～80	2	血钾减低
保钾利尿剂：			
阿米洛利	5～10	1～2	血钾增高
氨苯蝶啶	25～100	1～2	
醛固酮拮抗剂：			
螺内酯	20～40	1～3	血钾增高，男 性乳房发育
β受体阻滞药			
比索洛尔	2.5～10	1	支气管痉挛， 心功能抑制
美托洛尔缓释片	47.5～190	1	

口服降压药物	每天剂量（mg）	分服次数	主要不良反应
美托洛尔	50～100	2	
阿替洛尔	12.5～50	1～2	
血管紧张素转换酶抑制药（ACEI）			
贝那普利	5～40	1	咳嗽,血钾升高,血管性水肿
培哚普利	4～8	1	
依那普利	2.5～40	2	
卡托普利	25～300	2～3	
血管紧张素Ⅱ受体拮抗药（ARB）			
缬沙坦	80～160	1	血钾升高,血管性水肿（罕见）
厄贝沙坦	150～300	1	
替米沙坦	20～80	1	
氯沙坦	50～100	1	

四、老年高血压联合用药推荐

1. 联合用药方案

降压药物联合治疗利用多种不同机制降压,降压效果好、不良反应少、更有利于保护靶器官,同时具有提高患者用药依从性和成本/效益比的优点。当使用单药常规剂量不能降压达标时,应采用多种药物联合治疗。通常,老年高血压患者需服用 2 种以上的降压药物才能使血压达标,可根据老年个体特点选择不同作用机制的降压药物,以达到协同增效、减少不良反应的目的。确定联合治疗方案时应根据患者基线血压水平、并存的其他心血管危险因素以及靶器官损害情况。研究表明,长效二氢吡啶类钙离子通道阻滞药(氨氯地平、非洛地平等)与血管紧张素转换酶抑制药或血管紧张素受体阻滞药联合使用(即 C＋A 方案)不良反应小、疗效好;利尿药和 β 受体阻滞药长期大剂量联合应用可加重糖、脂代谢异常,非二氢吡啶类(维拉帕米、地尔硫卓等)与 β 受体阻滞药联合使用可诱发或加重缓慢性心律失常和心功能不全。

以下介绍几种常用两种药物的联合用药方案。

(1) 血管紧张素酶抑制药或血管紧张素受体阻滞药长效二氢吡啶类钙离子通道阻滞药联合方案(A＋C)

该方案具有协同降压的优势,可减轻钙通道阻滞药常见的踝部水肿,可减少钙离子通道阻滞药导致的反射性交感神经张力增加和心率加快的不良反应。

药物推荐和用法用量：

① 血管紧张素酶抑制药联合长效二氢吡啶类钙离子通道阻滞药方案：

血管紧张素酶抑制药：如贝那普利片,5～40 mg,口服,1 次/日;或培哚普利片,4～8 mg,口服,1 次/日;

长效二氢吡啶类钙离子通道阻滞药,如：氨氯地平片,2.5～10 mg,口服,1 次/日;硝苯地平控释片,30～60 mg,口服,1 次/日;或非洛地平缓释片,2.5～10 mg,口服,1 次/日。

② 血管紧张素受体阻滞药联合长效二氢吡啶类钙离子通道阻滞药方案：

血管紧张素受体阻滞药,如：缬沙坦胶囊,80～160 mg,口服,1 次/日;或厄贝沙坦片,150～300 mg,口服,1 次/日;或替米沙坦片,20～80 mg,口服,1 次/日;或氯沙坦片,50～100 mg,口服,1 次/日;或坎地沙坦片,4～16 mg,口服,1 次/日;

长效二氢吡啶类钙离子通道阻滞药,如：氨氯地平片,2.5～10 mg,口服,1 次/日;或硝苯地平控释片,30～60 mg,1 次/日;或非洛地平缓释片,2.5～10 mg,口服,1 次/日。

（2）血管紧张素酶抑制药或血管紧张素受体阻滞药与噻嗪类利尿药联合方案（A+D）

我国老年患者多为盐敏感患者，利尿药的降压效果较好，而噻嗪类利尿药可降低血钾导致低血钾症。血管紧张素酶抑制药和血管紧张素受体阻滞药可升高血中钾离子水平，两者同时使用可以减少高钾血症和低钾血症的发生，并且可以互相增加降压效果，较适合老年高血压的降压治疗。

药物推荐和用法用量：

① 血管紧张素酶抑制药联合噻嗪类利尿药方案：

血管紧张素酶抑制药，如：贝那普利片，5～40 mg，口服，1 次/日；或培哚普利片，4～8 mg，口服，1 次/日；

噻嗪类利尿药，如：氢氯噻嗪片，12.5～100 mg，口服，1 次/日；或吲达帕胺片，1.25～2.5 mg，口服，1 次/日。

② 血管紧张素受体阻滞药＋噻嗪类利尿药方案：

血管紧张素受体阻滞药，如：缬沙坦胶囊，80～160 mg，口服，1 次/日；或厄贝沙坦片，150～300 mg，口服，1 次/日；或替米沙坦片，20～80 mg，口服，1 次/日；或氯沙坦片，50～100 mg，口服，1 日/次；或坎地沙坦片，4～16 mg，口服，1 次/日；

噻嗪类利尿药,如:氢氯噻嗪片,12.5~100 mg,口服,1 次/日;或吲达帕胺片,1.25~2.5 mg,口服,1次/日。

(3) 长效二氢吡啶类钙离子通道阻滞药与噻嗪类利尿药联合方案(C+D)

此两类药物联合使用,可明显提高降压疗效。小剂量噻嗪类利尿药可促进水钠排出,可减少钙离子通道阻滞药导致水肿的不良反应。

药物推荐和用法用量:

长效二氢吡啶类钙离子通道阻滞药类,如:氨氯地平片,2.5~10 mg,口服,1 次/日;或硝苯地平控释片,30~60 mg,1 次/日;或非洛地平缓释片,2.5~10 mg,口服,1 次/日;

噻嗪类利尿药,如:氢氯噻嗪片,12.5~100 mg,口服,1 次/日;或吲达帕胺片,1.25~2.5 mg,口服,1 次/日。

(4) 长效二氢吡啶类钙离子通道阻滞药与β受体阻滞药联合方案(C+B)

此两类药物联合使用,可明显提高降压疗效。β受体阻滞药可抑制钙离子通道阻滞药导致的交感神经活性增强。

药物推荐和用法用量：

长效二氢吡啶类钙离子通道阻滞药,如：氨氯地平片,2.5～10 mg,口服,1 次/日;或硝苯地平控释片,30～60 mg,口服,1 次/日;或非洛地平缓释片,2.5～10 mg,口服,1 次/日;

β受体阻滞药,如：美托洛尔缓释片,47.5～190 mg,口服,1 次/日;或比索洛尔片,2.5～10 mg,口服,1 次/日。

2. 固定配方制剂

固定配方制剂对老年高血压的降压疗效好,作用持久,可减少每天服用降压药物的数量,有利于提高老年患者长期药物治疗的依从性。常用固定配方制剂用法和药物不良反应见表 5-2。

表 5-2　常用固定配方制剂用法和药物不良反应

口服降压药物	每天剂量	分服次数	主要不良反应
复方利血平氨苯蝶啶片(利血平 0.1 mg/氨苯蝶啶 12.5 mg/氢氯噻嗪 12.5 mg/双肼曲嗪 12.5 mg)	1～2 片	1	消化性溃疡,头痛,血钾异常

口服降压药物	每天剂量	分服次数	主要不良反应
氯沙坦钾/氢氯噻嗪 （氯沙坦钾 50 mg/氢氯噻嗪 12.5 mg） （氯沙坦钾 100 mg/氢氯噻嗪 12.5 mg）	1 片	1	偶见血管神经水肿,血钾异常
缬沙坦/氢氯噻嗪 （缬沙坦 80 mg/氢氯噻嗪 12.5 mg）	1～2 片	1	偶见血管神经水肿,血钾异常
卡托普利/氢氯噻嗪 （卡托普利 10 mg/氢氯噻嗪 6 mg）	1～2 片	1～2	咳嗽,偶见血管神经水肿,血钾异常

五、老年高血压合并其他疾病用药推荐

本书针对老年高血压患者常见合并疾病进行降压药物治疗方案的推荐,仅供广大老年高血压患者以及患者家属学习和参考,具体治疗方案请遵专业医师医嘱。

1. 合并冠心病

高血压和冠状动脉粥样硬化性心脏病(冠心病)的关系极为密切。高血压参与并加速冠状动脉粥样硬化

性心脏病的发生和发展,当高血压与冠状动脉狭窄并存时,高血压进一步降低冠状动脉血流储备能力并加重心肌对氧气的供求失衡,更容易发生心肌缺血和心肌梗死,使心源性猝死和恶性心律失常发生率增加。

对于高血压合并冠心病患者,不应仅关注降压治疗,缓解心绞痛症状、改善生活质量和控制心血管病多种危险因素也十分重要。在药物治疗过程中需检测血压、心率的变化,关注患者临床症状变化及不良反应,改善患者治疗依从性,长期甚至终身服用药物治疗。

(1)针对合并稳定型心绞痛的降压治疗方案

治疗方案及药物推荐和用法用量如表5-3。

表5-3 针对合并稳定型心绞痛降压治疗方案及
药物推荐和用法用量*

治疗方案	药物种类	药物推荐	单次服用剂量	每天服用次数
单药治疗方案1	β受体阻滞药	美托洛尔缓释片	47.5~190 mg	1次
		比索洛尔片	2.5~10 mg	1次
单药治疗方案2	血管紧张素酶抑制药	贝那普利片	5~40 mg	1次
		培哚普利片	4~8 mg	1次

续 表

治疗方案	药物种类	药物推荐	单次服用剂量	每天服用次数
单药治疗方案3	血管紧张素受体阻滞药	缬沙坦胶囊	80～160 mg	1次
		厄贝沙坦片	150～300 mg	1次
		替米沙坦片	20～80 mg	1次
		氯沙坦片	50～100 mg	1次
		坎地沙坦片	4～16 mg	1次
联合用药治疗方案1（β受体阻滞药＋血管紧张素酶抑制药）	β受体阻滞药	美托洛尔缓释片	47.5～190 mg	1次
		比索洛尔片	2.5～10 mg	1次
	血管紧张素酶抑制药	贝那普利片	5～40 mg	1次
		培哚普利片	4～8 mg	1次
联合用药治疗方案2（β受体阻滞药＋血管紧张素受体阻滞药）	β受体阻滞药	美托洛尔缓释片	47.5～190 mg	1次
		比索洛尔片	2.5～10 mg	1次
	血管紧张素受体阻滞药	缬沙坦胶囊	80～160 mg	1次
		厄贝沙坦片	150～300 mg	1次
		替米沙坦片	20～80 mg	1次
		氯沙坦片	50～100 mg	1次
		坎地沙坦片	4～16 mg	1次

＊注：每一"药物种类"在相应"药物推荐"一栏中选择一种药物即可，下同。

（2）针对合并不稳定型心绞痛和非 ST 段抬高型心肌梗死的降压治疗方案

治疗方案及药物推荐和用法用量如表 5‑4。

表 5‑4　针对合并不稳定型心绞痛和非 ST 段抬高型心肌梗死的降压治疗方案及药物推荐和用法用量

治疗方案	药物种类	药物推荐	单次服用剂量	每天服用次数
单药治疗方案 1	β 受体阻滞药	美托洛尔缓释片	47.5～190 mg	1 次
		比索洛尔片	2.5～10 mg	1 次
单药治疗方案 2	血管紧张素酶抑制药	贝那普利片	5～40 mg	1 次
		培哚普利片	4～8 mg	1 次
单药治疗方案 3	血管紧张素受体阻滞药	缬沙坦胶囊	80～160 mg	1 次
		厄贝沙坦片	150～300 mg	1 次
		替米沙坦片	20～80 mg	1 次
		氯沙坦片	50～100 mg	1 次
		坎地沙坦片	4～16 mg	1 次
联合用药治疗方案 1	β 受体阻滞药	美托洛尔缓释片	47.5～190 mg	1 次
		比索洛尔片	2.5～10 mg	1 次
	长效二氢吡啶类钙离子通道阻滞药	氨氯地平片	2.5～10 mg	1 次
		硝苯地平控释片	4～8 mg	1 次

续　表

治疗方案	药物种类	药物推荐	单次服用剂量	每天服用次数
		非洛地平缓释片	2.5～10 mg	1次
联合用药治疗方案2（血管紧张素酶抑制药＋长效二氢吡啶类钙离子通道阻滞药）	血管紧张素受体阻滞药	贝那普利片	5～40 mg	1次
		培哚普利片	4～8 mg	1次
	长效二氢吡啶类钙离子通道阻滞药	氨氯地平片	2.5～10 mg	1次
		硝苯地平控释片	4～8 mg	1次
		非洛地平缓释片	2.5～10 mg	1次
联合用药治疗方案3（血管紧张素受体阻滞药＋长效二氢吡啶类钙离子通道阻滞药）	血管紧张素受体阻滞药	缬沙坦胶囊	80～160 mg	1次
		厄贝沙坦片	150～300 mg	1次
		替米沙坦片	20～80 mg	1次
		氯沙坦片	50～100 mg	1次
		坎地沙坦片	4～16 mg	1次
	长效二氢吡啶类钙离子通道阻滞药	氨氯地平片	2.5～10 mg	1次
		硝苯地平控释片	4～8 mg	1次
		非洛地平缓释片	2.5～10 mg	1次

2. 合并心力衰竭

心力衰竭是各种心脏疾病的严重和终末阶段,其在各年龄段的病残率和病死率均高于其他心血管病,而高血压是导致心力衰竭发生、发展的最重要原因之一。降压治疗可大幅度降低高血压患者心力衰竭的发生率，也可减少高血压合并心力衰竭患者的心血管事件，降低病死率，改善预后。

老年高血压患者发生心力衰竭的风险显著高于非高血压患者。对高血压合并心力衰竭的患者进行有效治疗可降低老年人群病死率。

（1）心功能下降但未出现心力衰竭症状

治疗方案及药物推荐和用法用量如表 5 - 5。

表 5 - 5　心功能下降但未出现心力衰竭症状
治疗方案及药物推荐和用法用量

治疗方案	药物种类	药物推荐	单次服用剂量	每天服用次数
单药治疗方案 1	β 受体阻滞药	美托洛尔缓释片	47.5～190 mg	1 次
		比索洛尔片	2.5～10 mg	1 次
单药治疗方案 2	血管紧张素酶抑制药	贝那普利片	5～40 mg	1 次
		培哚普利片	4～8 mg	1 次
单药治疗方案 3	血管紧张素受体阻滞药	缬沙坦胶囊	80～160 mg	1 次
		厄贝沙坦片	150～300 mg	1 次

治疗方案	药物种类	药物推荐	单次服用剂量	每天服用次数
		替米沙坦片	20～80 mg	1次
		氯沙坦片	50～100 mg	1次
		坎地沙坦片	4～16 mg	1次
联合用药治疗方案1（β受体阻滞药＋血管紧张素酶抑制药）	β受体阻滞药	美托洛尔缓释片	47.5～190 mg	1次
		比索洛尔片	2.5～10 mg	1次
	血管紧张素酶抑制药	贝那普利片	5～40 mg	1次
		培哚普利片	4～8 mg	1次
联合用药治疗方案2（β受体阻滞药＋血管紧张素受体阻滞药）	β受体阻滞药	美托洛尔缓释片	47.5～190 mg	1次
		比索洛尔片	2.5～10 mg	1次
	血管紧张素受体阻滞药	缬沙坦胶囊	80～160 mg	1次
		厄贝沙坦片	150～300 mg	1次
		替米沙坦片	20～80 mg	1次
		氯沙坦片	50～100 mg	1次
		坎地沙坦片	4～16 mg	1次

（2）心功能下降同时出现心力衰竭症状

治疗方案及药物推荐和用法用量如表5-6。

表 5-6　心功能下降同时出现心力衰竭症状治疗
方案及药物推荐和用法用量

治疗方案	药物种类	药物推荐	单次服用剂量	每天服用次数
联合用药治疗方案 1（β 受体阻滞药＋醛固酮受体阻滞药＋血管紧张素酶抑制药）	β 受体阻滞药	美托洛尔缓释片	47.5～190 mg	1 次
		比索洛尔片	2.5～10 mg	1 次
	醛固酮受体拮抗药	螺内酯片	20～60 mg	1 次
		阿米洛利片	5～10 mg	1 次
	血管紧张素受体阻滞药	贝那普利片	5～40 mg	1 次
		培哚普利片	4～8 mg	1 次
联合用药治疗方案 2（β 受体阻滞药＋醛固酮受体阻滞药＋血管紧张素受体阻滞药）	β 受体阻滞药	美托洛尔缓释片	47.5～190 mg	1 次
		比索洛尔片	2.5～10 mg	1 次
	醛固酮受体拮抗药	螺内酯片	20～60 mg	1 次
		阿米洛利片	5～10 mg	1 次
	血管紧张素受体阻滞药	缬沙坦胶囊	80～160 mg	1 次
		厄贝沙坦片	150～300 mg	1 次
		替米沙坦片	20～80 mg	1 次
		氯沙坦片	50～100 mg	1 次
		坎地沙坦片	4～16 mg	1 次

3. 合并心房颤动

心房颤动是高血压常见的并发症之一，老年高血压合并心房颤动的发病率高，且随年龄增加而升高。

老年高血压患者易发生血栓,同时心房颤动也可增加血栓发生,因此两者合并,导致缺血性脑卒中发生风险极大增加。

老年高血压合并心房颤动患者在降血压的同时降低左心房负荷,预防心房颤动的发生与进展。

治疗方案及药物推荐和用法用量如表 5-7。

表 5-7　合并房颤治疗方案及药物推荐和用法用量

治疗方案	药物种类	药物推荐	单次服用剂量	每天服用次数
单药治疗方案 1	血管紧张素酶抑制药	贝那普利片	5～40 mg	1 次
		培哚普利片	4～8 mg	1 次
单药治疗方案 2	血管紧张素受体阻滞药	缬沙坦胶囊	80～160 mg	1 次
		厄贝沙坦片	150～300 mg	1 次
		替米沙坦片	20～80 mg	1 次
		氯沙坦片	50～100 mg	1 次
		坎地沙坦片	4～16 mg	1 次
联合用药治疗方案 1（血管紧张素酶抑制药＋长效二氢吡啶类钙离子通道阻滞药）	血管紧张素酶抑制药	贝那普利片	5～40 mg	1 次
		培哚普利片	4～8 mg	1 次
	长效二氢吡啶类钙离子通道阻滞药	氨氯地平片	2.5～10 mg	1 次
		硝苯地平控释片	4～8 mg	1 次
		非洛地平缓释片	2.5～10 mg	1 次

续　表

治疗方案	药物种类	药物推荐	单次服用剂量	每天服用次数
联合用药治疗方案 2（血管紧张素受体阻滞药＋长效二氢吡啶类钙离子通道阻滞药）	血管紧张素受体阻滞药	缬沙坦胶囊	80～160 mg	1 次
		厄贝沙坦片	150～300 mg	1 次
		替米沙坦片	20～80 mg	1 次
		氯沙坦片	50～100 mg	1 次
		坎地沙坦片	4～16 mg	1 次
	长效二氢吡啶类钙离子通道阻滞药	氨氯地平片	2.5～10 mg	1 次
		硝苯地平控释片	4～8 mg	1 次
		非洛地平缓释片	2.5～10 mg	1 次
联合用药治疗方案 3（血管紧张素酶抑制药＋噻嗪类利尿剂）	血管紧张素酶抑制药	贝那普利片	5～40 mg	1 次
		培哚普利片	4～8 mg	1 次
	噻嗪类利尿剂	氢氯噻嗪片	12.5～100 mg	1 次
		吲达帕胺片	1.25～2.5 mg	1 次
联合用药治疗方案 4（血管紧张素受体阻滞药＋噻嗪类利尿剂）	血管紧张素受体阻滞药	缬沙坦胶囊	80～160 mg	1 次
		厄贝沙坦片	150～300 mg	1 次
		替米沙坦片	20～80 mg	1 次
		氯沙坦片	50～100 mg	1 次
		坎地沙坦片	4～16 mg	1 次
	噻嗪类利尿剂	氢氯噻嗪片	12.5～100 mg	1 次
		吲达帕胺片	1.25～2.5 mg	1 次

4. 合并糖尿病

高血压患者中糖尿病患者比例超过 36%,在老年高血压患者中上述比例上升至约 80%。高血压和糖尿病同患时,患者发生心血管疾病的风险显著增加,同时视网膜病变和肾病变将会加速发展。合理的降压治疗可以降低心脑血管事件的发生风险,减轻靶器官损害,减少致死率和致残率,提高患者生活质量,延长寿命。

治疗方案及药物推荐和用法用量如表 5-8。

表 5-8　合并糖尿病治疗方案及药物推荐和用法用量

治疗方案	药物种类	药物推荐	单次服用剂量	每天服用次数
单药治疗方案 1	血管紧张素酶抑制药	贝那普利片	5~40 mg	1 次
		培哚普利片	4~8 mg	1 次
单药治疗方案 2	血管紧张素受体阻滞药	缬沙坦胶囊	80~160 mg	1 次
		厄贝沙坦片	150~300 mg	1 次
		替米沙坦片	20~80 mg	1 次
		氯沙坦片	50~100 mg	1 次
		坎地沙坦片	4~16 mg	1 次
联合用药治疗方案 1	血管紧张素酶抑制药	贝那普利片	5~40 mg	1 次
		培哚普利片	4~8 mg	1 次

治疗方案	药物种类	药物推荐	单次服用剂量	每天服用次数
（血管紧张素酶抑制药＋长效二氢吡啶类钙离子通道阻滞药）	长效二氢吡啶类钙离子通道阻滞药	氨氯地平片	2.5～10 mg	1次
		硝苯地平控释片	4～8 mg	1次
		非洛地平缓释片	2.5～10 mg	1次
联合用药治疗方案 2（血管紧张素受体阻滞药＋长效二氢吡啶类钙离子通道阻滞药）	血管紧张素受体阻滞药	缬沙坦胶囊	80～160 mg	1次
		厄贝沙坦片	150～300 mg	1次
		替米沙坦片	20～80 mg	1次
		氯沙坦片	50～100 mg	1次
		坎地沙坦片	4～16 mg	1次
	长效二氢吡啶类钙离子通道阻滞药	氨氯地平片	2.5～10 mg	1次
		硝苯地平控释片	4～8 mg	1次
		非洛地平缓释片	2.5～10 mg	1次
联合用药治疗方案 3（血管紧张素酶抑制药＋噻嗪类利尿剂）	血管紧张素酶抑制药	贝那普利片	5～40 mg	1次
		培哚普利片	4～8 mg	1次
	噻嗪类利尿剂	氢氯噻嗪片	12.5～100 mg	1次
		吲达帕胺片	1.25～2.5 mg	1次
联合用药治疗方案 4	血管紧张素受体阻滞药	缬沙坦胶囊	80～160 mg	1次

续 表

治疗方案	药物种类	药物推荐	单次服用剂量	每天服用次数
（血管紧张素受体阻滞药＋噻嗪类利尿剂）		厄贝沙坦片	150～300 mg	1 次
		替米沙坦片	20～80 mg	1 次
		氯沙坦片	50～100 mg	1 次
		坎地沙坦片	4～16 mg	1 次
	噻嗪类利尿剂	氢氯噻嗪片	12.5～100 mg	1 次
		吲达帕胺片	1.25～2.5 mg	1 次

5. 合并慢性肾病

慢性肾病(CKD)指由于各种原因导致病程在 3 个月以上的肾结构或功能异常。高血压不仅是导致老年患者发生慢性肾病的原因,同时又是慢性肾病常见并发症。在老年高血压患者中,慢性肾病患病率约为 13.3%;在老年慢性肾病患者中,高血压患病率高达 77%。因此,控制高血压可以延缓 CKD 的进展,保护肾功能,降低心血管事件的发生风险。

慢性肾病根据病情的进展可分为 1～5 期,其中 1 期为肾功能下降程度最轻,5 期为肾功能下降程度最重。针对慢性肾病的不同分期,降压治疗的方案也有所不同,慢性肾病为 4 期或 5 期的患者降压治疗方案必须按照专业医师开具的处方进行治疗。

慢性肾病 1～3 期患者的降压治疗方案见表 5-9。

表 5-9 慢性肾病为 1～3 期患者的降压治疗方案

治疗方案	药物种类	药物推荐	单次服用剂量	每天服用次数
单药治疗方案 1	血管紧张素酶抑制药	贝那普利片	5～40 mg	1 次
		培哚普利片	4～8 mg	1 次
单药治疗方案 2	血管紧张素受体阻滞药	缬沙坦胶囊	80～160 mg	1 次
		厄贝沙坦片	150～300 mg	1 次
		替米沙坦片	20～80 mg	1 次
		氯沙坦片	50～100 mg	1 次
		坎地沙坦片	4～16 mg	1 次
联合用药治疗方案 1（血管紧张素酶抑制药＋长效二氢吡啶类钙离子通道阻滞药）	血管紧张素酶抑制药	贝那普利片	5～40 mg	1 次
		培哚普利片	4～8 mg	1 次
	长效二氢吡啶类钙离子通道阻滞药	氨氯地平片	2.5～10 mg	1 次
		硝苯地平控释片	4～8 mg	1 次
		非洛地平缓释片	2.5～10 mg	1 次
联合用药治疗方案 2（血管紧张素受体阻滞药＋长效二	血管紧张素受体阻滞药	缬沙坦胶囊	80～160 mg	1 次
		厄贝沙坦片	150～300 mg	1 次
		替米沙坦片	20～80 mg	1 次
		氯沙坦片	50～100 mg	1 次

续　表

治疗方案	药物种类	药物推荐	单次服用剂量	每天服用次数
氢吡啶类钙离子通道阻滞药）	长效二氢吡啶类钙离子通道阻滞药	坎地沙坦片	4～16 mg	1 次
		氨氯地平片	2.5～10 mg	1 次
		硝苯地平控释片	4～8 mg	1 次
		非洛地平缓释片	2.5～10 mg	1 次
联合用药治疗方案 3（血管紧张素酶抑制药＋噻嗪类利尿剂）	血管紧张素酶抑制药	贝那普利片	5～40 mg	1 次
		培哚普利片	4～8 mg	1 次
	噻嗪类利尿剂	氢氯噻嗪片	12.5～100 mg	1 次
		吲达帕胺片	1.25～2.5 mg	1 次
联合用药治疗方案 4（血管紧张素受体阻滞药＋噻嗪类利尿剂）	血管紧张素受体阻滞药	缬沙坦胶囊	80～160 mg	1 次
		厄贝沙坦片	150～300 mg	1 次
		替米沙坦片	20～80 mg	1 次
		氯沙坦片	50～100 mg	1 次
		坎地沙坦片	4～16 mg	1 次
	噻嗪类利尿剂	氢氯噻嗪片	12.5～100 mg	1 次
		吲达帕胺片	1.25～2.5 mg	1 次
联合用药治疗方案 5（血管紧张素酶抑制	血管紧张素酶抑制药	贝那普利片	5～40 mg	1 次
		培哚普利片	4～8 mg	1 次
	噻嗪类利尿剂	氢氯噻嗪片	12.5～100 mg	1 次

治疗方案	药物种类	药物推荐	单次服用剂量	每天服用次数
药＋噻嗪类利尿剂＋长效二氢吡啶类钙离子通道阻滞药）	长效二氢吡啶类钙离子通道阻滞药	吲达帕胺片	1.25～2.5 mg	1 次
		氨氯地平片	2.5～10 mg	1 次
		硝苯地平控释片	4～8 mg	1 次
		非洛地平缓释片	2.5～10 mg	1 次
联合用药治疗方案 6（血管紧张素受体阻滞药＋噻嗪类利尿剂＋长效二氢吡啶类钙离子通道阻滞药）	血管紧张素受体阻滞药	缬沙坦胶囊	80～160 mg	1 次
		厄贝沙坦片	150～300 mg	1 次
		替米沙坦片	20～80 mg	1 次
		氯沙坦片	50～100 mg	1 次
		坎地沙坦片	4～16 mg	1 次
	噻嗪类利尿剂	氢氯噻嗪片	12.5～100 mg	1 次
		吲达帕胺片	1.25～2.5 mg	1 次
	长效二氢吡啶类钙离子通道阻滞药	氨氯地平片	2.5～10 mg	1 次
		硝苯地平控释片	4～8 mg	1 次
		非洛地平缓释片	2.5～10 mg	1 次

第六章　高血压自我评估表

除了第二章介绍的高血压危险分层外,老年高血压患者也可根据以下量表,对自己未来 10 年内冠心病、缺血性卒中(短暂缺血性发作、脑梗死等)等缺血性心血管病发生率进行评估,按以下 3 步进行。

第一步:根据患者年龄、性别、收缩压、BMI、总胆固醇、吸烟和糖尿病等 7 个危险因素,给予评分(表 6 - 1);

表 6 - 1　缺血性心血管病 10 年发病危险评估表

危 险 因 素	具体指标	得　分	
		男	女
年龄(岁)*	60~64	5	5
	65~69	6	6
	70~74	7	7
	75~79	8	8

续 表

危 险 因 素	具体指标	得 分	
		男	女
收缩压(mmHg)	80~84	9	9
	85~89	10	10
	<120	—2	—2
	120~<130	0	0
	130~<140	1	1
	140~<160	2	2
	160~<180	5	3
	≥180	8	4
体重指数,BMI(kg/m^2)	<24	0	0
	24~<28	1	1
	≥28	2	2
总胆固醇(mmol/L)	<5.2	0	0
	≥5.2	1	1
吸烟	否	0	0
	是	2	1
糖尿病	否	0	0
	是	1	2

＊ 年龄大于90岁,每增加5岁,得分在10分基础上增加1分

第二步:将所有评分相加,得出总分;

第三步:根据总分,在危险分层表中(表6－2)查到10年缺血性心血管病发病的危险度。≤10分为低

危,说明 10 年内缺血性心血管病发病概率＜10％；11～12 分为中危,说明上述概率为 10％～20％；≥13 分为高危,说明上述概率＞20％。

表 6－2　危险分层表

总　　分	危险度	发生概率(％)
≤10	低危	＜10％
11～12	中危	10％～20％
≥13	高危	＞20％

评估方法示例

张××,男性,68 岁,吸烟,无糖尿病,测量收缩压为 164 mmHg,体重指数 28.6 kg/m^2,总胆固醇 5.55 mmol/L。根据表 6－1,该患者评估分数如表 6－3。

表 6－3　患者评估分数

危　险　因　素	得　　分
性别/年龄：男/68 岁	6
收缩压：164 mmHg	5
BMI：28.6 kg/m^2	2
总胆固醇：5.55 mmol/L	1
吸烟：是	2
糖尿病：否	0
总　　计	16

该患者总分为 16 分,从表 6-2 可得该患者危险度属于高危,10 年内发生缺血性心血管病概率>20%。对于高危患者,需要加强治疗和随访,积极控制血压及其他危险因素,以预防心脑血管病的发生。

第七章　老年高血压常见误区

一、对于高血压疾病认识的误区

误区一：老年人患高血压是正常现象

许多老年高血压患者仍然相信一个错误观点："人到 40 岁以后，收缩压每年增高 1 mmHg 是正常的，所以 80 岁的老人收缩压 180 mmHg 也属于正常。"

老年人的血压增高不是一种生理现象，老年人的高血压诊断标准和年轻人相同。血压随年龄增长而升高是身体衰老的表现，但决不能视为正常。因为当收缩压超过 140 mmHg 时，对心、脑、肾等脏器就引起侵害。《中国高血压防治指南》指出，老年高血压降压目标为收缩压小于 150 mmHg，如能耐受可进一步降低。

误区二：高血压只要不出现波动就无须治疗

很多高血压患者认为血压高了，就是单纯的一个血压值的增高,只要血压没有大幅度的波动就没有什么可怕的。其实这是一个误区,高血压的防治并不能只是单纯地关注收缩压和舒张压的增高情况和波动情况,最主要的是要预防持续血压升高对心、肾、脑及周围血管的损害。

心脏、脑和肾等器官均存在有丰富的动脉血管网络,血压的持续升高将造成以上器官血管的损害,导致冠心病、脑卒中和肾脏病的发生。同时,持续的血压升高,给心脏泵血带来过高的负担,导致心肌代偿性肥厚,心脏舒张功能下降,心脏泵血功能下降,最终导致心力衰竭的发生。

高血压治疗的目的一方面是将收缩压和舒张压缓慢地控制并维持在正常范围,一方面是减少血压持续升高对心、脑、肾的损伤,减少或延缓冠心病、心力衰竭、脑卒中和肾功能下降等疾病的发生。

误区三:不重视清晨高血压

清晨高血压是指清醒后1小时内、服药、早餐前的家庭血压测量结果,或动态血压记录的起床后2小时或早晨6点到10点间的血压测量结果高于正常值的一类高血压类型。

很多患者常常忽视了清晨高血压。然而，人体的血压在 24 小时内是不断变化的，老年高血压患者更容易发生清晨高血压。研究显示，心肌梗死、脑卒中等在清晨时段的发生率最高。

所以，必须重视清晨高血压。老年高血压患者要遵从医嘱，定期进行 24 小时血压监测，了解一天内血压波动情况，选择使用安全可长期坚持的，能够真正有效控制 24 小时血压的长效降压药物。

二、血压测量的误区

误区一：医院比在家量血压准

在医院和在家中测血压，结果是有一定差别的。有很多人因为就医紧张容易发生"白大衣高血压"，在医院测量的血压数值高，而在家庭测量的血压不高，从而过度诊断高血压，医师也有可能给予一些不必要的药物治疗。因此，对于诊断高血压，以及明确服用降压药物的效果，可以通过家庭血压测量来补充。

误区二：电子血压计测量血压没有水银式血压计准确

大量研究表明，符合国际标准的电子血压计测量血压的准确度和水银式相比几乎没有差异。电子血压计和水银式血压计均是通过间接测量法测量血压值，前者是通过传感器感知脉搏的波动测量血压，而后者是人工使用听诊器听取动脉搏动声来测量血压，因此两种血压计在基本原理上差别很小。但是，由于电子血压计操作方便简洁，患者无须医疗人员帮助即可自行测量，特别适合用于家庭血压监测。

误区三：家庭血压监测可以替代医院检查

很多患者认为，只要自己购买了电子血压计在家里进行家庭血压监测，就可以不用定期去医院检查，这是一个不正确的认识。家庭血压监测的目的在于患者长期持续监测降压疗效，同时将其血压控制情况及时与治疗医师进行沟通。老年高血压患者更容易发生心、脑、肾等靶器官损害，以及糖尿病、高脂血症和高尿酸血症等合并疾病。定期去医院进行相关功能检查，并进行 24 小时动态血压检查，有助于早期发现靶器官损害和其他合并疾病，有助于治疗方案的调整，减轻靶器官损害，并及时治疗合并疾病。

误区四：只关注收缩压而不关注舒张压

很多老年人在家进行血压监测的时候，往往只关注收缩压的高低,而忽略了舒张压的变化。然而,老年患者更容易患单纯收缩期高血压,也就是只有收缩压上升,而舒张压正常的情况。舒张压对于维持各种器官血液灌注有重要意义,忽视舒张压的变化,导致许多老年人在降压治疗的同时,更容易出现脑梗死、心肌梗死等疾病。

因此,老年人患者在降压治疗的时候,要避免使用降舒张压的药物,同时在测量血压的时候要注意舒张压的水平。一旦发现舒张压过低的情况,要及时就医,向医师询问降压治疗方案是否需要调整。

误区五:隔着衣服或者捋起衣袖测量血压

很多老年人担心冬天受凉,于是隔着几层衣服测量血压。还有一些老年人担心隔着衣服测量不准确,而将几件衣袖捋起来后测血压。以上两种方法测出来的血压都是不准确的。

隔着厚重衣服测得的血压值要比真实血压值高一些,而捋起衣袖会将上臂裹得太紧,从而使测得的血压要比真实血压值的低一些。

冬天测血压为了避免测量偏差,同时减少脱衣服的不方便,可以将外套、毛衣一侧衣袖脱下,隔着一层衬衣或内衣来测量。有研究显示，只要衣服厚度不超过 0.5 厘米，不会对测量结果造成影响。

三、高血压治疗误区

误区一："灵丹妙药"可以根治高血压

高血压分为原发性高血压和继发性高血压。其中继发性高血压可以通过根除病因来治疗高血压。然而，绝大多数患者均为原发性高血压，一经确诊，绝大多数患者都需要终身坚持正规的非药物和药物治疗。

目前有不少广告宣称某种药物、高科技产品、保健食品或保健仪器能根治高血压，不必再吃降压药。这些全是虚假宣传，会影响高血压的规范治疗。目前，全世界尚没有哪一种药物或仪器能够根治高血压。不管在何地、何种媒体宣传的能根治高血压的"灵丹妙药"，都是虚假宣传！

误区二：没有症状的高血压不用治疗

这是一个十分危险的想法，因为大部分高血压没有症状，但没有症状不代表没有危害。高血压患者无论有无不适，都容易发生脑卒中、心脏病或肾病，甚至为此丢掉性命。因此，世界卫生组织称高血压为"无声杀手"。

误区三：太早用药，以后会无效

一部分高血压患者认为，降压药用得太早会导致以后用药无效，如果症状不重就不要用药，这种想法是十分错误并且非常危险的！

因为人体的血压升高后，心、脑、肾等多个器官会在不知不觉中受到损害。血压控制得越早，越能预防心、脑、肾受到伤害，其远期的预后就越好。如果等到这些脏器出现了并发症，就已失去了最佳治疗时机。

误区四：服药影响肝肾功能

绝大部分降压药都是经肝代谢和肾排泄的，但这并不表示对肝肾功能都有损害。各种药物对人体都有不同程度的不良影响，由于每个患者的反应性不同，不良反应的表现也可各有不同。

有些人由于担心降压药物的不良反应而不敢应用。实际上，仅有很小一部分人服用降压药物会有不良反应，相比高血压致残、致死的严重后果而言，服用降压药物利大于弊。

误区五：凭感觉、症状间断服用降压药

一些高血压患者凭感觉用药，头晕吃药，头不晕不吃药。其实，血压的高低是无法感觉出来或估计出来的。没有不适感觉,并不能说明血压不高。血压的高低与症状的轻重没有明确的关系。高血压患者应定期测量血压,如每周至少测量血压1次。高血压药物降压,不能"跟着感觉走"。

还有些人在血压降至正常后就停药,这是非常有害的做法。停药后,血压会再次升高,导致血压波动,加重对心、脑、肾等器官的损害。

误区六:急于降压而过量服用降压药

一些老年高血压患者治病心切,常常擅自加倍服药或数种降压药并用,致使数天内血压大幅度下降。老年人降压过快可导致大脑供血不足引发脑卒中等严重后果。同时,大量服用降压药将导致其他不良反应。

老年高血压患者服用降压药时,一定要按照医师的处方或建议服用,绝对不能急于降压而擅自加大药物剂量或增加药物种类。

误区七:高血压只用吃药,不用复诊

部分患者自己按照处方买药,长期不去复诊。然而,每个人的病情不是一成不变的,由于各种原因,血压会有所波动。降压需要保持长期稳定。

首先,定期测量血压,检验疗效。其次,降压强调个体化用药,最好每天或每周定期测血压、做记录,掌握用药量与血压变化之间的关系,了解需要用多大剂量或怎样联合用药最适宜。最后,坚持定期复诊,让医师根据变化,准确地指导用药。

误区八：去医院复查前停药

有些人去医院复查之前停止服用降压药物,认为停药后血压测量得更真实,这也是错误的做法。因为降压治疗是一个长期过程,几乎所有的患者均需要终身服药治疗,所以服药后血压水平更为重要。因此,无论是否去医院就诊,均应按时服药。

误区九：长期服用降压药导致耐药

还有些人用药一段时间,即使没有不适的表现,血压稳定,也担心耐药,要求换药。这是十分错误的行为。降压药不像抗生素类药,长期服用发生耐药性的可能性较小。有些患者开始服用药物有效,过一段时间后血压控制不如以前了,多数是由于病情进展所致或者发生了其他情况,这时候应该请医师根据个体情况,添加或更换降压药物。

误区十：改善生活方式可以代替药物治疗

部分老年患者抗拒服用降压药物治疗,认为坚持健康生活方式可以代替药物治疗。这种认识是不准确的。改善生活方式的确可以获得降压效果，但是改善生活方式对于中重度高血压患者而言，获得的降压效果是有限的。

不仅如此，按照高血压健康生活方式标准进行限盐、戒烟、运动、戒酒等生活方式改善，对于大部分人而言难以严格按照标准坚持。所以，很多老年患者在坚持改善生活方式后血压控制并不理想。

误区十一：降压治疗有药就行

部分人认为，得了高血压病后只要坚持长期、规律地服药就可以了，而对吸烟、饮酒、饮食口味重等不良习惯不加以控制，这也是一种误区。其实药物治疗应该建立在健康生活方式的基础之上，两者缺一不可。因为这些因素会导致血压升高，影响降压药物的效果。正确的做法是在选择适当的药物外，必须长期坚持健康的生活方式。

第八章 高血压患者健康素养 20 条

目前在我国,具有合格高血压素养的公民比例不足 10%,具有较强高血压素养的公民比例不足 8%。大众对于高血压的危害认识不足,患者缺乏高血压用药的常识。不重视高血压、不治疗高血压、轻信偏方和保健品降压和错误使用降压药等行为在高血压患者中普遍存在。

所以,要提升全民高血压健康素养水平,亟需在广大高血压患者中倡导正确高血压防治理念。"高血压患者健康素养 20 条"包括了 5 条基本知识和理念、6 条健康生活方式和行为、4 条药物治疗常识和 5 条基本技能,涵盖了高血压高风险人群和高血压患者在高血压预防、治疗和日常生活各方面的建议、常识和技能。希望广大高血压患者,特别是老年患者能了解、认识并学习。

一、基本知识和理念(5 条)

1. 成年人的正常血压为收缩压大于或等于 90 mmHg 且小于 140 mmHg,舒张压大于或等于 60 mmHg 且小于 90 mmHg。

2. 高血压的易患人群包括超重、高血压家族史、长期膳食高盐、长期过量饮酒、年龄大于或等于 55 岁、长期精神紧张等。

3. 长期持续高血压可以造成心肌梗死、脑卒中、肾衰、主动脉夹层、周围血管病等严重后果。

4. 正常血压成人每 2 年至少测量 1 次血压。血压大于或等于 130/80 mmHg 者至少每年测量 1 次血压。

5. 高血压患者每年需要做的基本检查:血常规、尿常规、血液生化(血钾、血钠、血氯、血肌酐、尿酸、血脂、血糖)、心电图、胸 X 线片等检查。

二、健康生活方式与行为(6 条)

1. 限制钠盐摄入过多(每日小于 6 克),膳食限盐可以下降 2～8 mmHg。

2. 控制超重/肥胖,减重每减少 10 千克下降 5～20 mmHg。

3. 控制过量饮酒,限酒可以下降 2～4 mmHg。

4. 控制精神长期过度紧张。

5. 戒烟:短期观察吸 1 支烟后心率增加 5～20 次/分,收缩压增加 10～25 mmHg。

6. 适当增加运动可以下降 4～9 mmHg。

具体高血压健康生活方式标准、介绍等参见第二章。

三、药物治疗常识(4 条)

1. 高血压患者早降压早获益,长期降压长期获益。

2. 保健食品、保健器材不能替代降压药作为降压治疗的手段。

3. 基本降压药物类别:5 类降压药物和单片复方降压药物,即钙离子通道拮抗药(CCB)、血管紧张素转换酶抑制药(ACEI)、血管紧张素受体拮抗药(ARB)、利尿药、β 受体阻滞药和以上药物组成的单片复方制剂。

4. 降压药的用药原则：小剂量开始，优先应用长效制剂，联合用药。

具体老年人高血压用药类别、原则、推荐等知识参见第五章内容。

四、基本技能(5条)

1. 关注血压健康信息，能够获取、理解、甄别、应用相关血压健康信息。

2. 能看懂与血压有关的食品、药品、保健品的标签和说明书。

3. 会自己测量血压，推荐使用经国际标准认证的上臂式电子血压计。

4. 知道家庭自测血压要求，初诊或血压未达标及血压不稳定的患者，每日早晚各测 1 次，连续测量 7 天，取后 6 天血压的平均值作为治疗决策的参考。如血压达标且稳定的患者则每周自测 1 天，早晚各 1 次。

5. 知道高血压相关危险因素的识别。高血压危险因素和具体内容见第一章表 1-1。